脊椎保健　衛教手冊

上

# 龍骨強健手冊

健龍在身　飛龍在天

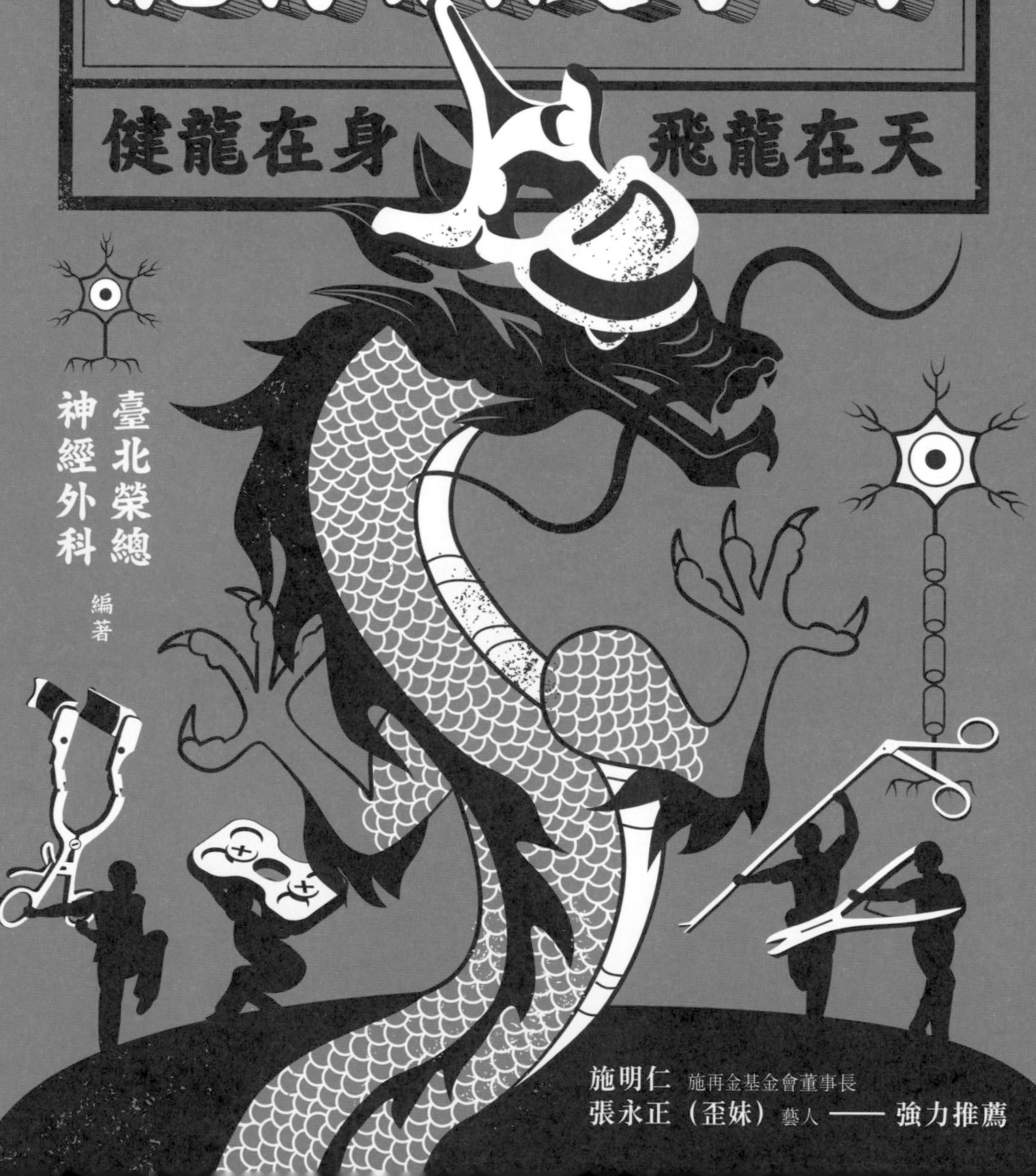

臺北榮總神經外科 編著

施明仁 施再金基金會董事長
張永正（歪妹）藝人 —— 強力推薦

【推薦序】

# 《龍骨強健手冊》2.0版

鄭宏志 教授
臺北榮民總醫院神經醫學中心神經外科部 主任
國立陽明交通大學藥理所 教授

這一本手冊，是根據民國98年，財團法人施再金公益衛生基金會所出版的《脊椎養護手冊》增刪改寫，加入大量實際案例及最新脊椎手術、照護科技訊息，從大眾可能日常就會遇到的脊椎相關症狀開始，到鑑別診斷，以至於最恰當的處理方式和照護重點，全面性地提供一般普羅大眾這方面的新知。可以說是原有手冊的超級2.0版。

過去的兩個十年，脊椎外科歷經了脫胎換骨的變化，許多爆發性的新技術如放煙火似的，一個接著一個蹦發而出，演進並趨於完備，舉其犖犖大者如下：顯微手術在脊椎上的運用，內視鏡手術的加入，微創手術觀念，止血技術的強化（包括各種新式止血劑的應用），超高速鑽及骨刀，各種新式脊椎固定骨材（釘、片、柱、鉤），加上各種新材料植入物的發展運用，各種前路、側路、後路手術方法的提出和發展，人工椎間盤及其他脊椎內固定器物的發展，動態性固定的概念，從減壓（decompression）、穩定（stabilization）到活動（motility，包括矢狀面及冠狀面平衡的考量）的全方位觀照，微創處置在治療上的搭配（如椎體成形、電燒、冷凝治療），骨質疏鬆內外科處理，電生理監測，三維導航，機器人輔助手術，電刺激裝置……。我們恭逢其盛，也完成了臺灣脊椎手術的大躍進，處於國際領先地位。接著下來的發展，可能會加上分子生物、幹細胞、分子免疫等方面的進境，大幅提升手術及其他治療的成功率及完美度。

完美的治療，除了醫護人員要有全備的知識和技術，輔以團結協力救治病患，在另外一方面，患者和家屬也要能正確的瞭解及充份的配合，因此大眾正確充份的醫療知識教育是相當重要的，除此之外，獲得正確脊椎保健知識之後，可以避開引發脊椎疾患的習慣，或是讓輕症改善，中症趕快處理，免得重症得進行大型手術或變得無法治癒。過去前一版本的《脊椎養護手冊》在推出之後，分送全國各地大小醫療院所，頗受好評，對於提升全體國民脊椎的養護知識甚有俾益。我們期待這個2.0版的《龍骨強健手冊》能夠繼續嘉惠大眾。

特別感謝這次勞苦功高的編寫團隊，用實際案例拉進了讀者與文字的距離，更加切身相關，又將新知識用最淺顯易懂的語句表達出來，這功夫比寫醫學論文還要不容易。更感謝施董事長帶領基金會，除了持續支持神經再生研究、神經醫學年輕專科醫師出國進修及開會，國內神經外科會議及獎助學金發放，更支持本書及其他出版品的編輯、出版，作育杏林，造福社會，無上功德。

【推薦序】

# 龍骨品質好，「脊」祥又如意

黃文成 教授
臺北榮民總醫院神經醫學中心神經修復科 主任
國立陽明交通大學醫學院 教授

在神經脊椎醫學領域執醫數年，見過多種神經脊椎病徵的患者，大多進入診間的第一句話：「請教醫生，挖ㄟ龍骨糾疼，手腳ㄟ麻勾無力，攏睏無厚，你ㄟ湯幫挖檢查某？挖咁艾手術？（臺語）」，與患者細聊後，安排系統性的理學檢查，常發現結果會與患者本人想到的原因相差甚遠！

脊椎由頸椎開始，上連腦幹下至尾椎，緊連著全身無數細胞神經元，可說「牽一脊，動全身」。疼（痠）痛的因素很多，意外傷害、姿勢不良、骨質疏鬆、椎間盤突出、脊椎變形、脊椎腫瘤、脊椎錯位、骨折等等，都是造成神經壓迫或喪失神經功能的原因，透過放射線部影像檢查（此書也透過放射線部醫師來告訴讀者，放射線醫師們如何從影像來看出您的病因），成功地幫助神經脊椎專科醫師對症下藥。

本人閱讀此書後，每章節透過醫師專家的行醫經驗，告知讀者如何初步檢核自己的神經脊椎疼痛狀況，提高對自我身體的病識感，進而與醫師達到良好溝通。亦讓民眾知道，其實並非只有「手術」這個治療選項，現代醫療技術日新月異，快速且多元發展，可透過各種適合自己的療程，如：藥物控制及注射、復健、低能量雷射、電刺激療法、微創或傳統手術，來恢復或維持神經脊椎功能。

「無痛者，保健強身；疼（瘦）痛者，對症診療」，我想，這是本書作者群最初起源及最終目標。「龍」是古代最具吉祥的神化動物，「骨（脊椎）」是人類演化至今維持直立最重要的軀幹。期許大家藉由此書闡述之各種適應症，對應脊椎的不適感，讓專業醫師團隊幫助讀者有美好人生。特此感謝作者群的用心撰寫及編輯團隊的盡心製作。

最後祝福讀者，龍骨品質好，「脊」祥又如意。

# 總編輯給大家的一封信

本書的編撰理念完全是全新的、以病人為出發點的創新方式，邀請臺北榮總神經修復、神經復健、麻醉部及放射線部團隊主治醫師戮力完成。

旨在給非醫療從業人員之普羅大眾，病人、家屬與其親友等非專業人員，提供直觀的導引，方便讀者理解脊椎相關疾病之基礎知識，盼能提升讀者與醫護人員接觸時之溝通效率。

《龍骨強健手冊》保有傳統紙本發行並完全電子化內容，每一個章節中並加入連結至其他章節，以利延伸閱讀相關內容，試圖鏈結相關疾病以及處理治療的方法，從症狀、疾病診斷、檢查，甚至手術及復健等相關知識，一站化處理某特定疾病。

為避免篇幅過於巨大以及攜帶方便，本書紙本特分為上下兩冊，並在每一章節頭尾提供電子掃描編碼QR Code，按照症狀以及疾病等平常人就醫的直觀呈現順序，讓讀者能夠更快速的找到相關的必要知識，希望能提供讀者們最與時俱進的知識。

最後還是要提醒各位病友以及家屬讀者，文字傳遞內容難免有語意或字面上解讀的誤差，最終的醫療建議，還是請務必要跟自己的主治醫師當面討論，才會有最合適每位病人、最佳的治療效果，以及合理的期望。本書內容僅供參考，每個人的身體、每位病人的病情狀況都是獨一無二的，無法以一概全。也祝大家能像這本書的書名一樣，都有一個強健的身體。

總編輯 吳那慶

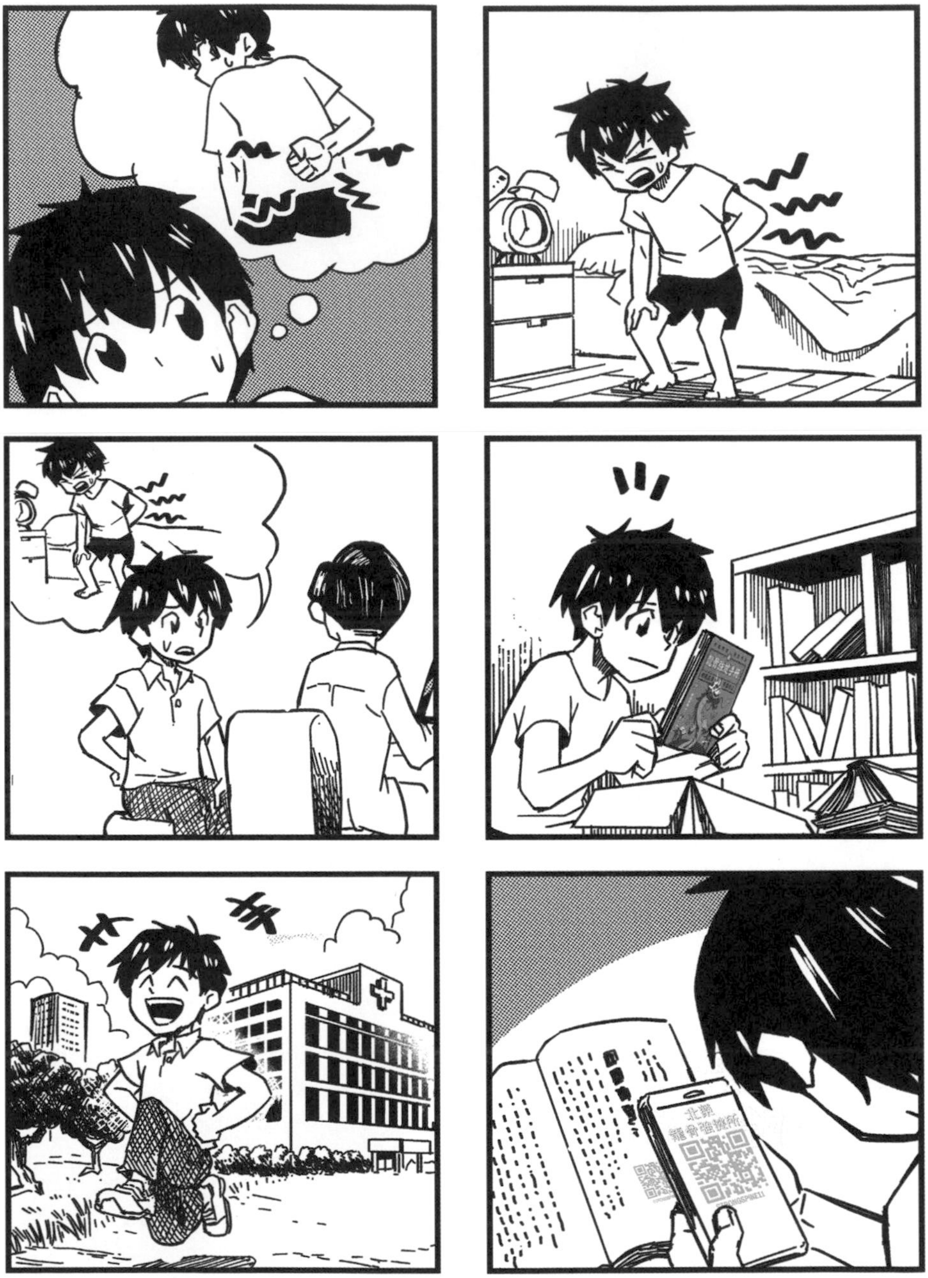

《龍骨強健手冊》提供 QR Code，讓讀者能夠快速的找到相關的知識

【推薦者簡介】

# 鄭宏志 教授

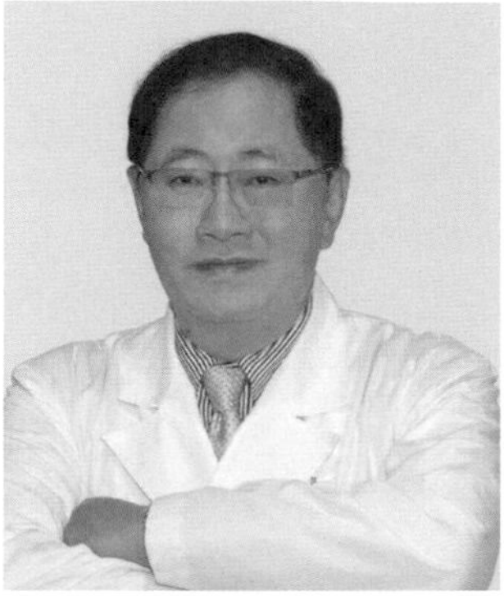

一九九六年七月二十六日，美國《科學》雜誌刊載了一篇革命性論文報告：一隻脊椎被截斷後利用肋間神經結合神經膠修復的白老鼠，經過六個月，後腳明顯恢復行動。

這是全球第一個在哺乳動物上成功的脊椎修復手術，推翻數百年來「神經無法再生」的理論，成為當代神經再生科學創新里程碑，更為全世界脊髓損傷患者人生帶來希望。

這個石破天驚的研究成果，被時任美國總統柯林頓譽為「本世界三大發現之一」，更被瑞典媒體預言「極有可能拿下諾貝爾獎」。

這篇論文的作者，是當時在瑞典攻讀神經科學博士的現任臺北榮總神經醫學中心副主任暨神經外科部主任、國立陽明交通大學藥理所教授鄭宏志。

一九九七年，鄭宏志教授毅然帶著這份屬於臺灣人的榮耀與成果回到臺灣。他將神經外科、神經復健科及神經泌尿科醫師、職能及物理復健師組成整合性治療復健團隊，成立臺北榮總神經再生中心，積極投入臺灣神經再生領域的研究與治療。

二十多年來，鄭宏志教授帶領的北榮神經再生修復團隊，參與各項臺灣重大意外脊髓損傷救治，包括：陳水扁擔任臺北市長時，因為拔河斷臂造成兩位頸椎及臂神經叢損傷病患的救治；二〇一六年臺南大地震眾多脊髓損傷病患的救治；二〇一九年普悠瑪出軌重大意外部分脊髓損傷病患的救治……

鄭宏志教授更持續在北榮執行一項領先全球的獨家技術、重要的產學合作計畫：脊髓中樞神經損傷後再生修復。

歷經臨床前期、一期、二期臨床試驗，這項計畫已經證明可以在臺灣用自行研發、本土科技廠（雅祥生技公司）生產的蛋白質藥物（aFGF），增進脊髓損傷病人的神經再生與修復，促進復原。

目前，第二期臨床試驗已經成功結案，進入最後關鍵第三期人體試驗。若是成功、藥證核發，將可惠及脊髓損傷、周邊神經損傷、中風、重聽、失嗅症、老年癡呆症及神經退化症等眾多疾病患者。

「一位醫師再如何優秀、努力，一輩子能治療的病人有限……」，鄭宏志教授在接受媒體採訪時曾表示：「但發現一個新藥或新療法，威力才是無遠弗屆。」

他始終如此自勉，並以此鼓勵後進醫師：「做一名研究型醫師，不要侷限在固定框架，要致力於金字塔頂端的自我實現，並進而利益大眾，一定可以帶領醫學知識、技術持續前進。」鄭宏志教授肯定地這麼說。

【推薦者簡介】

# 黃文成 教授

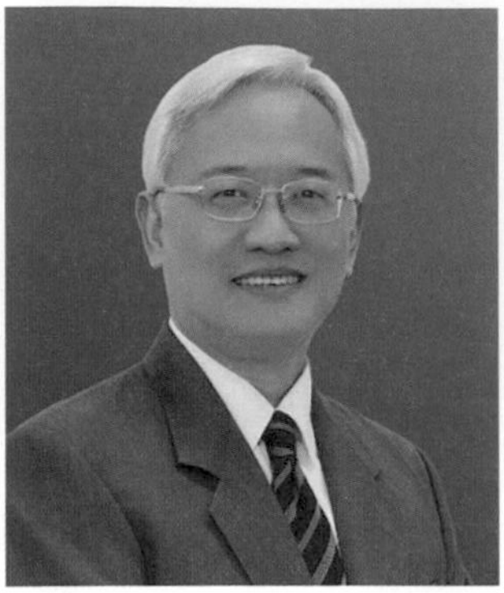

黃文成教授，一九八七年畢業於陽明醫學院醫學系、二〇一〇年獲得國防大學醫學院醫學科學博士學位，現任臺北榮總神經醫學中心神經修復科主任、國立陽明交通大學醫學院教授。

「醫學系七年級在醫院實習時，第一站就是神經外科。」黃文成教授回憶，當時有感於神經外科領域的浩瀚精深，因而立定從事神經外科的志向。

醫學院畢業後，分發至海軍陸戰隊醫院連擔任醫官，必須經常在外支援，不僅跑遍南臺灣，也同時養成了運動的習慣。退伍後先到臺南永康榮民醫院接受兩年一般外科訓練及服務，一九九一年進入臺北榮總外科部，一九九三年開始第三年住院醫師訓練時，經當時北榮神經外科主任李良雄面試核可，正式進入神經外科領域。

「神經外科住院醫師訓練是一段漫長而艱苦的過程。」黃文成教授記得，當時他白天大多在手術房與病房照顧病人中度過；晚上則幾乎為了處理急診手術的病人，在開刀房中度過一個又一個漫漫長夜。

事非經過不知難，也是事要經過才知樂。黃文成教授總是跟年輕住院醫師說：「當漸漸能夠自己獨當一面，面對、治療病人，就會明白這段訓練過程是如何不可或缺！」

一九九七年中，黃文成教授順利完成總醫師訓練，同年考取神經外科專科醫師並昇任主治醫師，也參與當時剛從瑞典返臺的鄭宏志教授成立神經再生實驗室的工作。

一九九八年底，黃文成教授前往美國亞利桑那州鳳凰城跟隨 Dr. Spetzlar & Dr. Sonntag 從事一年臨床進修，包括紮實的人體解剖課程與各種先進神經外科手術。

隔年返國後，繼續參與神經再生實驗室研究工作外，也積極從事腦及脊椎相關手術治療。黃文成教授的專長學門包括：頸椎人工椎間盤手術、頸椎退化性疾病手術治療、胸椎疾病及其相關手術治療、下背痛及坐骨神經痛手術治療、腰椎椎間盤突出、腰椎滑脫微創及顯微手術、脊椎腫瘤手術、脊隨損傷神經修復手術及治療、周邊神經手術治療、顱內出血及神經重症照護、骨質疏鬆症手術及治療等。

【總編輯簡介】

# 吳昭慶 教授

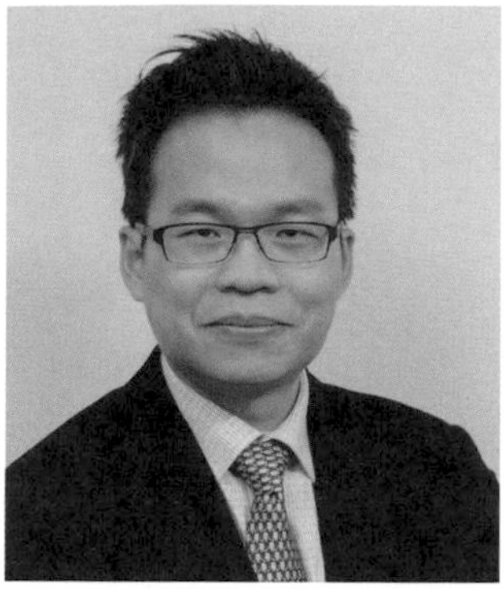

臺北榮民總醫院神經醫學中心兒童神經外科 主任
國立陽明交通大學醫學院 教授
Journal of Neurosurgery: Spine 編輯 Co-Chair

專精於各式脊椎手術、微創手術，尤其擅長涵蓋腦腫瘤、頭顱頸交界區手術，以及腦膜瘤、神經瘤、腦下垂瘤等各式神經系統疾病之診治。

吳昭慶教授自建國中學、陽明醫學系畢業後，即投身神經外科，於臺北榮民總醫院完成神經外科住院醫師訓練後升任主治醫師，曾赴美國加州大學舊金山（UCSF）以及洛杉磯（UCLA）、杜克大學等國際知名神經外科中心進修，取得陽明大學藥理所博士。現任美國神經外科醫學會、北美脊椎學會會員，美國神經外科醫學會官方期刊之脊椎（JNS:Spine）編輯，以及多本國際神經外科期刊編審，亦兼任國立陽明交通大學醫學院教授，深度耕耘脊椎相關研究領域，長久以來參與國際學術交流、致力於推動神經外科手術進步，日前合計發表超過一百五十篇論文於國際知名期刊，並撰寫多本原文教科書重要章節。

他相信「科技進步與手術技術相輔相成」，科技讓手術更安全、趨向微創，並增進病人快速康復。

【作者簡介】（依姓氏筆畫排序）

# 李居易 醫師

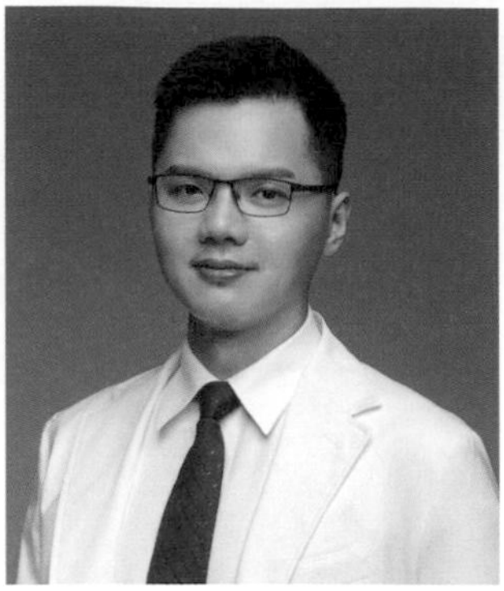

臺北醫學大學醫學系畢業，目前任職於衛福部臺北醫院神經外科主治醫師。專長有脊椎顯微手術、脊椎微創手術、腦部急重症手術、神經重症照護、周邊神經手術。擁有臺灣疼痛醫學會疼痛專科證照，也致力於介入性疼痛治療，包括超音波導引注射治療、X 光導引注射治療、高頻熱凝治療、增生療法。

擅長介入性疼痛治療的神經外科醫師，能夠更全面地評估疼痛真正的原因。我不僅能提供手術治療，症狀較輕微或是不適合手術的患者，也能提供其他適當的治療方式。同樣的症狀，在不同病人身上，可能有完全不一樣的診斷結果。因此仔細的身體理學檢查非常重要，我的工作不只是開刀，而是幫病人找出疼痛根本的原因，並提供最適當的治療方式。

# 杜宗熹 醫師

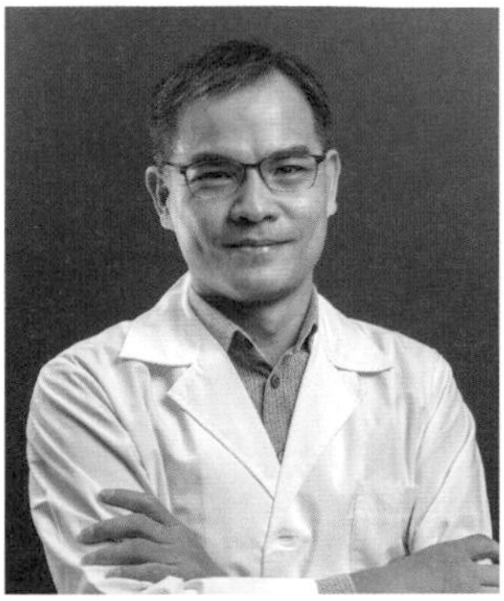

因為《神經外科的黑色喜劇》而立志成為神外醫師。臺大醫學院畢業、北榮完成神外住院醫師訓練，赴美國加州大學舊金山分校、南加州大學神外中心進修。

在浩瀚的神外領域中，有感中樞神經系統疾病影響病人、家庭巨大，因此對神經組織再生重建心嚮往之，加入北榮神經修復團隊超過十年。

參與團隊在先進手術技術及基礎研究領域，包括：頸椎人工椎間盤手術、微創脊椎手術、脊椎活動功能保存手術、脊椎損傷、脊椎畸型及脊椎腫瘤手術等。

「這每一步路都振奮人心。」杜宗熹說，神外醫師遇到的病患大多是在電光火石間發生的意外，「我們看到大多數人不願看到的場面。回到從醫初衷，正是讓病患在和生命奮鬥之際，能得到最適切、安全的治療，解除病痛、回歸原本的生活型態。」

# 吳慶蘭 醫師

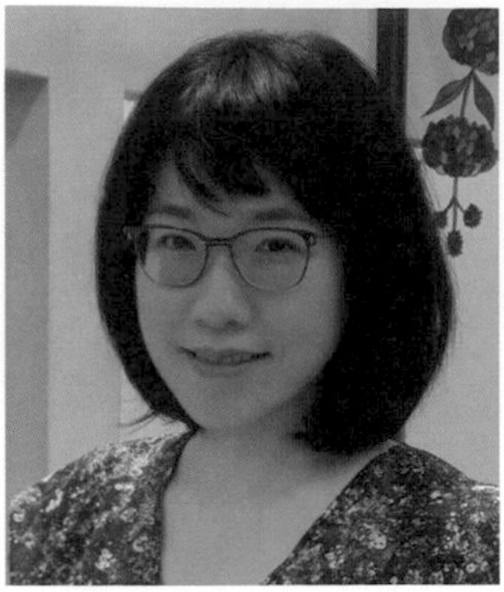

國防醫學系畢業的我，是個標準的宅女，所以一頭栽進放射科（影像診斷科）的天地裡，從各種診斷影像（X光、超音波、電腦斷層、磁振造影等）中找出病灶、對應臨床表現、提供臨床醫師診治患者的線索依據，就是我每天主要的工作內容。隨著影像科技、人工智慧的快速進展，我們利用各種影像工具的導引進行組織切片、引流、疼痛治療、腫瘤及出血的栓塞，落實以人為本的醫療品質提升。我在放射科領域中的主要專長為肌肉骨骼方面的影像診斷、治療，包括全身各關節疼痛診療、脊椎影像診療、骨質疏鬆的診療、還有骨腫瘤／軟組織肉瘤的診斷，都是我的強項。現在我更開展了新的血管栓塞止痛的技術，最適合治療五十肩，以及膝關節退化疼痛的患者。希望可以透過這本書帶給大家豐富正確的相關知識，更提供最佳的治療選擇。

# 柯金柱 醫師

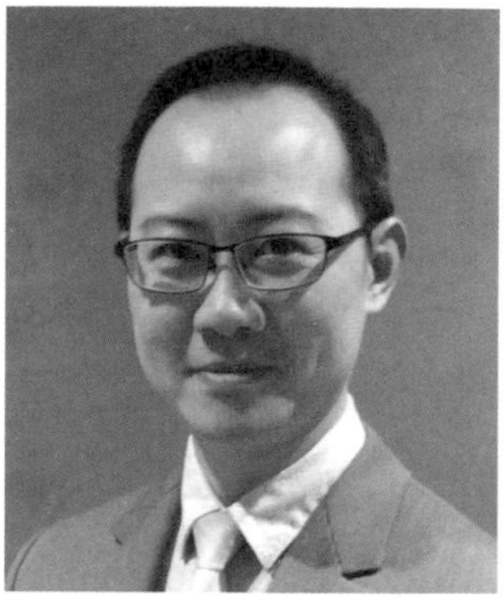

來自鄉下的我，特別了解市井小民的心聲。我很能夠體會患者及家屬畏懼手術的心情。我習慣站在病人的立場，去衡量手術治療的利弊得失。我總是想，如果這是我的家人，我當然會選擇能不開刀就不開刀。但也正是因為把患者想像成家人，所以更會想要把握住那些手術可以解決的疾病。面對患者，除了充分解釋手術內容之外，也會特別去比較傳統與微創手術的差別，讓病人了解：其實近十年來脊椎手術進步非常快速，一味的擔心與排斥只是讓自己徒增無謂的痛苦。作為外科醫師，我深深感受到手術常常是破壞性的，於是我報考了國立陽明交通大學藥理學研究所，師承脊髓損傷修復大師鄭宏志教授，以結合藥理與手術治療為研究目標，終於取得醫學博士學位。我期許自己不只是個拿刀子，更要是個能夠顧及患者及家屬身心狀態與生活品質的好醫生。

## 張志漳 醫師

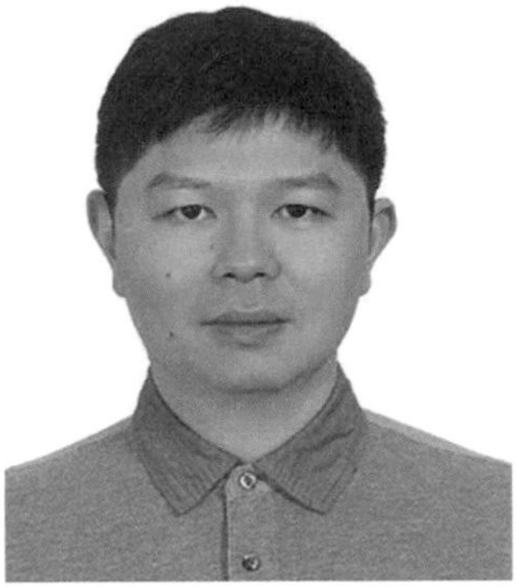

張志漳醫師出生及成長於臺中，高中畢業於明道中學，大學畢業於臺北醫學大學醫學系，醫學系畢業後進入臺北榮民總醫院接受神經外科住院醫師訓練，住院醫師訓練結束後，陸續取得外科專科醫師與神經外科專科醫師。住院醫師訓練結束後，於臺北榮總神經修復科接受兩年的神經脊椎專科訓練，並在二〇一九年前往美國加州大學舊金山分校完成一年的微創脊椎訓練課程。現職為臺北榮民總醫院神經外科主治醫師，專長為退化性脊椎疾病，複雜性脊椎側彎治療。

# 郭昭宏 醫師

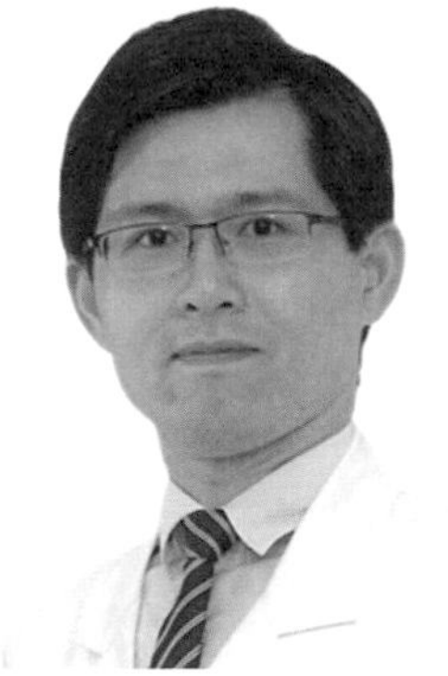

七年級生，來自古都臺南，畢業於高雄醫學大學醫學系。因為不喜歡背誦而且自認為文藝氣息不足，怯步於文組，而選擇理工組，進了醫學系，卻殊不知要背的東西更多。畢業後，對於神經醫學的嚮往，當了北漂青年進入臺北榮總成為神經外科醫師，專長於腦瘤、腦外傷、脊椎退化、脊椎腫瘤及脊髓損傷的相關手術。

對於科幻小說與電影的喜愛，受到艾西莫夫（Isaac Asimov）的機器人三大法則（Three Laws of Robotics）及電影駭客任務（The Matrix）的啟發，始終相信人腦與電腦的合作潛力無窮，在完成神經外科的住院醫師訓練後前往美國西雅圖華盛頓大學研習程式語言及神經訊號分析，回國後於陽明交通大學醫學工程研究所取得博士學位，目前除了神經外科的臨床研究外，並進行神經訊號及機械外骨骼的相關研究。

# 張軒侃 醫師

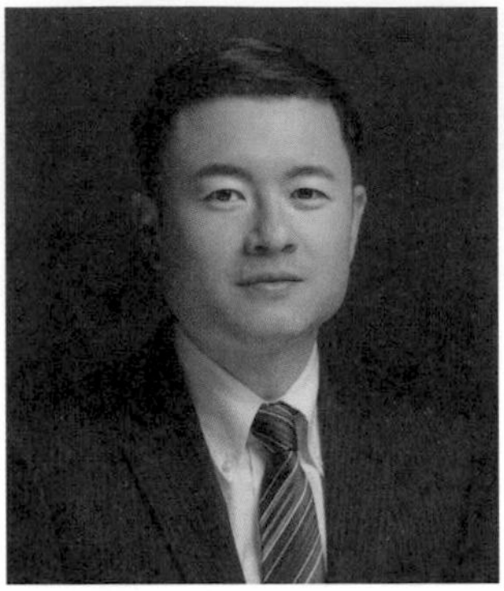

高中讀了一本《神經外科的黑色喜劇》科普書，從此嚮往外科醫師的生涯。國立陽明大學醫學系畢業後，第一志願就是當個優秀的神經外科醫師。歷經臺北榮總、美國 University of Miami、Stanford University 神經外科的魔鬼扎實訓練，終於成為一名合格稱職的神經外科醫師。目前在臺北榮總神經外科服務，專長於脊椎微創手術、內視鏡脊椎手術、與脊椎側彎矯正手術，致力把在榮總與美國的所學帶回臺灣造福鄉里病患，方不負從小到大的第一志願。

# 張鵬遠醫師

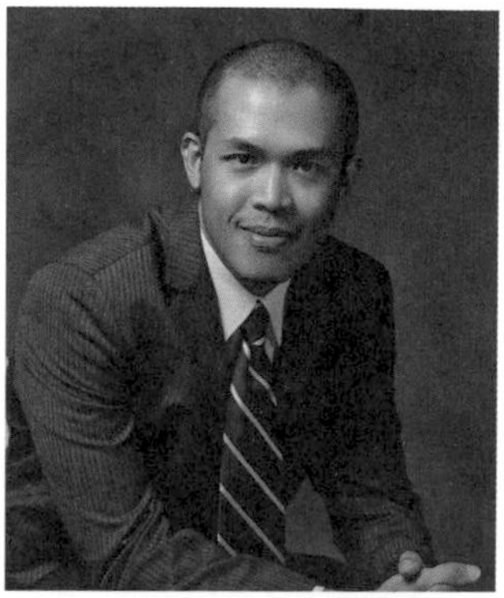

考進高雄醫學大學醫學系時，沒想過有一天會進入神經外科。直到讀了《神經外科的黑色喜劇》，深深被苦行僧般訓練的「神之領域」吸引，畢業後加入有「全臺第一神外殿堂」之稱的北榮神外，接受另一個七年宗教狂熱般的試煉與磨練，二〇一五年至美國邁阿密進修。進修時的導師是脊椎微創與側彎矯正手術大師 Michael Y. Wang。他跟我說：「很多人覺得和開腦相比，脊椎手術很簡單，但這些傻子不懂，把一個複雜器官打斷、重建，若術後表現不到百分之百，真是苦甏了！」

帶著大師金句回臺，進入桃園醫院神外服務至今，持續脊椎微創手術服務；並以「斜槓業餘三鐵運動員」身份，倡導健康生活。

# 郭懿萱醫師

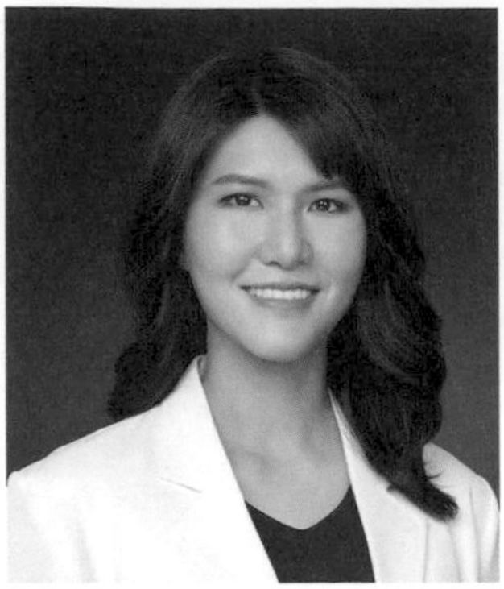

臺北人，畢業於臺北醫學大學醫學系，於臺北榮民總醫院神經外科接受住院醫師、總醫師與臨床研究員訓練，現任臺北榮民總醫院兒童神經外科主治醫師，專長兒童及成人的脳部和脊椎手術。

喜歡閱讀、偶爾忍不住雕琢文字，即使網路文章盛行，書本的魅力仍難以取代；無奈空間有限、慾望無窮，因此整面書牆的夢想目前暫時以電子書閱讀器頂替。

雖然只占一小部分，還是很榮幸能參與這本紙書的出版。

# 黃士峯 醫師

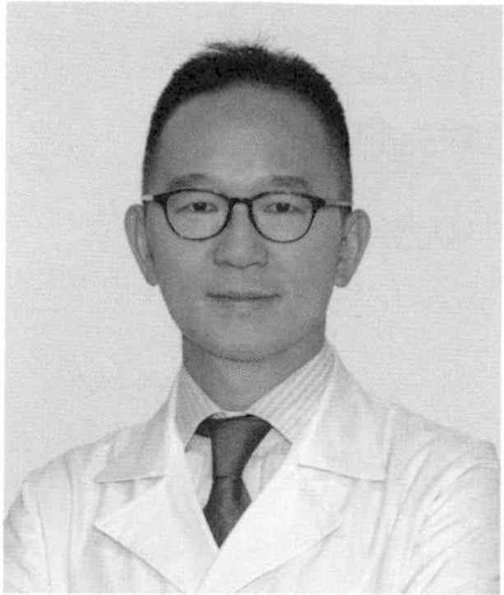

從陽明大學醫學系畢業後，面臨住院醫師訓練的選科問題，腦中思考醫學範疇除了預防醫學、診斷疾病及各種治療之外，生活品質及功能的提升對病人亦非常重要。有幸在師長的支持及鼓勵之下，開始在醫學中心接受復健科專科醫師訓練。復健科涵蓋領域包括神經復健、骨骼關節復健、小兒復健、心肺復健、運動醫學復健等等，開始擔任主治醫師後，逐漸將治療及研究的重心專注於神經復健領域。除了各種促進神經功能進步的復健治療技術外，同時投入神經性膀胱、神經性腸道、神經痛、張力等各種困擾病患的併發症之處理與治療。在行醫的過程中，除了思索如何解決患者的問題之外，也希望藉由復健醫學能帶給病患更高品質的人生。

# 費立宇 醫師

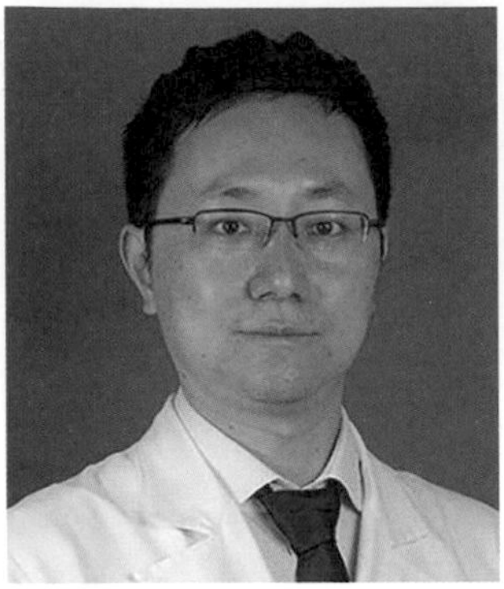

各位讀者大家好，我是費立宇醫師，目前在臺北榮民總醫院服務，專長是脊椎手術以及神經放射介入手術。自醫學系畢業後，開始學習神經外科的臨床工作，目前已經在脊椎手術累積了近二十年的經驗。跟臺灣前輩打好基礎後，參加國外各種長短期交流的研習，是我獲得先進醫學新知的管道。在穩固的基礎上又加上新知的灌溉，是我照顧脊椎手術病患的信心來源。

這本《龍骨強健手冊》，是我們神經外科志同道合的同事們，一起努力撰寫的，希望可以用深入淺出的文字，讓廣大的病患朋友們可以有所參考。不致於一邊在疾病的影響身體痛苦下，一邊又在茫茫網路資料海中心靈苦無所依，擔心且不明白自己的身體問題在哪。如果在書中說明不清楚的地方，歡迎各位病患朋友直接前來門診，實地檢查找出問題，讓臺北榮總神經外科有服務大家的機會。

# 葉美吟醫師

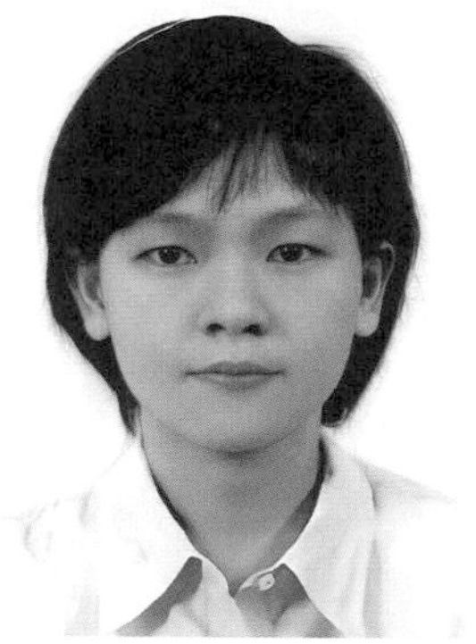

國防醫學院醫學系畢業後便進入臺北榮總，歷經各科臨床實習與見習，最終選擇神經外科領域。在面對包括：頸部疼痛、手痛手麻、步態不穩、下背痛、神經性跛行、頸椎胸椎腰椎退化……各式脊椎相關問題的處理，我給予病人的建議不只有「手術」一途；面對需要以手術處理的病患，無論頸椎融合手術、頸椎人工椎間盤手術、胸椎手術或是腰椎手術，我也有把握能夠給予專業協助。因退化性脊椎疾病、創傷性脊椎或神經損傷而求助無門的患者，除了手術減壓固定處理外，更需要其他神經修復或神經轉移等功能性治療，我會在門診中協助病患規劃。醫學學海無涯，我正在這汪洋大海中不斷學習成長，希望運用知識技巧，和醫療團隊結合醫療經驗，幫助更多病人。

# 蔡昀岸 醫師

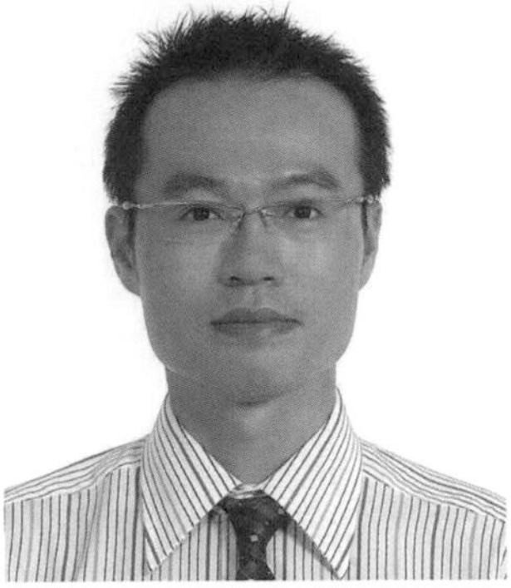

陽明大學醫學系畢業後，在大林服役時，發現同時喜歡神經內科與骨科，因此選擇了復健醫學。住院醫師時代因為莊天佑主任與鄭宏志主任合作脊髓損傷之再生醫學，而加入鄭主任的團隊。在鳳林下鄉時，神經再生中心剛創立，因此每週來回臺北與鳳林之間協助復健業務。下鄉結束後就留在神經再生中心至今。

回臺北不久，在鄭舜平院長的推薦下，加入帕拉運動分級團隊，先後成為輪椅舞蹈運動國際分級師，帕拉舞蹈運動分級長，及輪椅網球國際分級師，並有幸擔任二〇二〇東京帕運輪椅網球主分級師。

復健讓我看見脊髓損傷再生的希望，分級讓我看到脊髓損傷者的潛能與成就。有幸與許多醫界能人、與失能後奮進展成的能人合作，希望這些經驗得以對脊髓損傷者有所幫助。

# 鄧惟濃 醫師

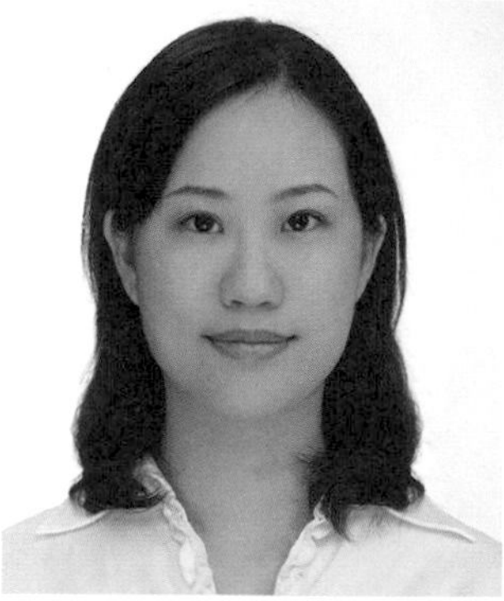

國立陽明交通大學醫學系畢業後，進入臺北榮總麻醉部接受麻醉專科醫師訓練，並取得麻醉專科醫師資格。任主治醫師後，進入國立陽明交通大學醫學工程學系博士班取得博士學位。除一般麻醉業務外，亦加入臺北榮總麻醉部疼痛科，致力於推廣區域麻醉於手術之應用，與外科有多項ERAS（促進術後康復）合作計畫，並曾至英國倫敦國王學院疼痛治療中心進修慢性疼痛相關之介入性與正念減壓治療。此外，從事麻醉藥物動力學、與臨床光學應用研究，近年更進一步從事麻醉藥理、生理研究與醫療器材開發，曾獲臺北榮總醫師創新獎與科技部未來科技獎。現任臺灣麻醉醫學會ERAS委員會副主委，以及進階氣道訓練委員會副主委，致力於改善病人麻醉安全，提供高效率、低風險之麻醉環境。

# 目錄

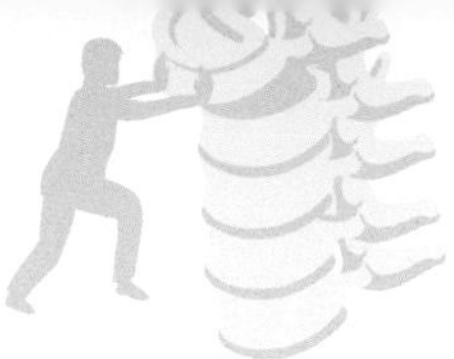



## 第二章 疾病

## 第三章 檢查與藥物

## 第四章 術式

## 第五章　醫病建議

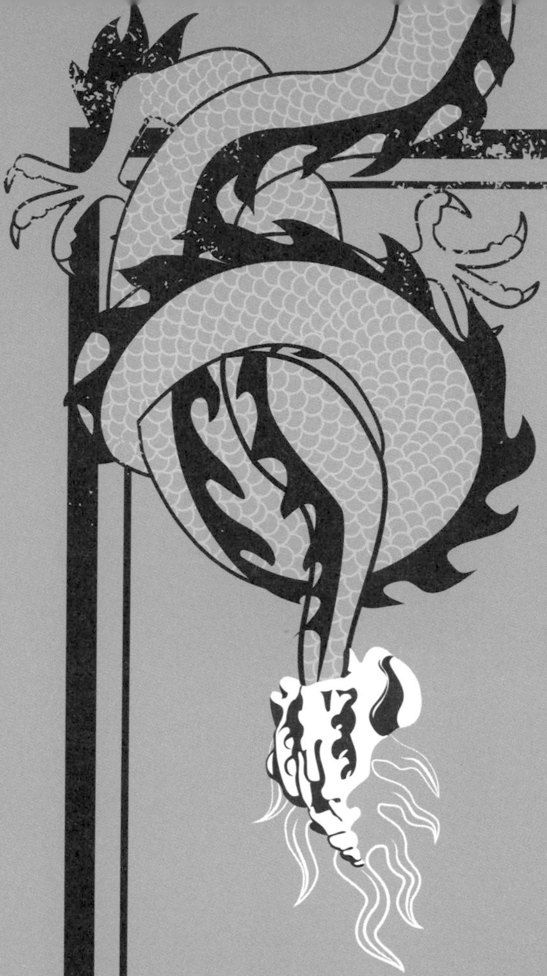

# 第一章

# 症狀

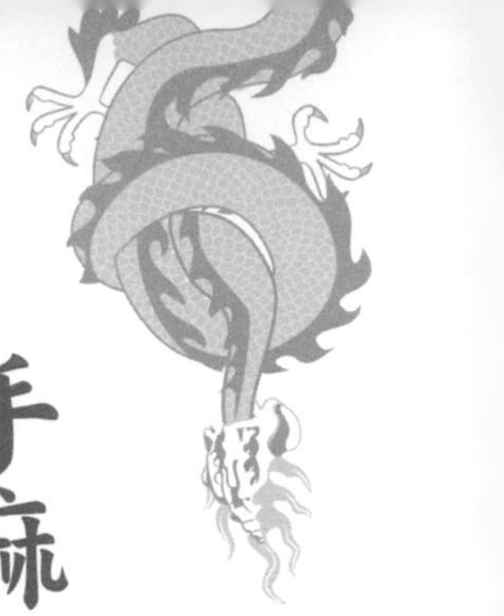

# 手麻與手痛

**杜宗熹**
臺北榮民總醫院神經外科　主治醫師
國立陽明交通大學醫學系外科　助理教授

你是否曾經因為手麻、手痛，就擔心自己快要中風了？

先畫重點讓你安心：除非併有臉部麻痺、意識模糊或步態不穩等其他症狀，否則單純的手麻，極少是中風前兆。

所以，手麻或手痛，到底是身體出了什麼問題？

來看看以下兩個病患檔案：

**病患檔案之一　李先生**

年齡：五十歲

職業：科技業
工作型態：每天久坐辦公十幾小時，電腦、鍵盤重度使用者。
主訴：肩頸痠痛、手麻，自行前往住家附近診所復健，但症狀改善有限，擔心自己快中風，轉診到醫學中心。
診斷：頸部椎間盤突出導致神經壓迫
治療方式：頸椎手術後，症狀大幅改善。

## 病患檔案之二　王先生

年齡：四十四歲
職業：科技業（李先生同事）
主訴：長年久坐容易手麻，特別是半夜容易麻到醒來，需要用力甩手才會慢慢恢復，看到同事李先生的治療情況後，主動到醫學中心就醫。
診斷：腕隧道症候群
治療方式：初期使用藥物及護具後症狀緩解，但一段時間後又反覆發作。最後經由微創神經減壓手術，終於擺脫這些惱人症狀。

從李先生和王先生兩個案例可以發現，「手麻、手痛」是很多不同病因引起的症狀泛稱，包括：血液循環、筋肉韌帶發炎、周邊神經壓迫或糖尿病引起的病變，以及其他風濕免疫疾病，都有可能引發手麻或手痛。

手麻與手痛的症狀和型態各有不同，歸納起來可以分為神經壓迫、周邊血管病變、內科疾病三大因素。

## 神經壓迫造成的手麻與手痛

腕隧道症候群：如果只有手腕以下的麻痛，最常見的便是腕隧道症候群。

典型症狀：拇指到無名指外半側的掌側麻，晚上常常因為麻痛感而醒過來，得把手掌甩一甩才會緩解。

好發族群：女性、懷孕時期、美容業者，或電腦工作者，這類常常需要大量手腕動作的職業。

產生原因：神經（正中神經）從手臂要進入手掌時，在手腕一帶會穿過由掌骨跟韌帶形成的狹窄通道；當韌帶因為反覆活動、水腫等因素而增厚時，就會壓迫神經而產生症狀。

治療方式：初期可以使用護具及藥物，後期則需以手術進行減壓治療。

**尺神經病變**：成因與腕隧道症候群類似，尺神經病變的部位是手肘附近有時不小心碰到會很麻的「麻筋」。

典型症狀：無名指和小指側的手掌及前臂麻痛

產生原因：手肘部位的神經被壓迫，常常因為經常性以手肘為支撐點的姿勢，或是手肘附近骨頭的突出造成神經牽扯。

治療方式：初期治療以藥物為主，後期則需以手術減壓。

**頸部椎間盤突出**：當手麻是從肩頸往下延伸到單側手臂或手部，就很有可能是頸部椎間盤突出造成的神經壓迫。

椎間盤突出壓迫除了產生麻刺痛的症狀外，有時候也容易有抽筋的現象，甚至引起上肢肌肉無力。當發生無力症狀的時候，就表示神經已經受到相當程度的影響，必須儘早就醫處理。

而當症狀是雙側上肢疼痛無力，合併步態不穩，則顯示椎間盤的壓迫已經影響更主幹的神經組織——「脊髓」。頸部脊髓傳送的訊息分布到全身，所以這時的症狀就不只限於上肢，對於下肢步態、穩定性、身體的溫度或觸覺感覺，甚至大小便控制的功能，都可能造成影響。必須儘早就醫處理，以免症狀惡化成最嚴重的神經障礙，也就是四肢癱瘓。

相關文章

**頸椎椎間盤突出**
上冊第二章第一篇第72頁

**先天或後天性脊椎狹窄**
下冊第二章第八篇

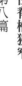

## 周邊血管病變造成的手麻與手痛

周邊血管病變造成末梢血液循環不良，也是造成手麻的原因之一。症狀常伴隨痛、蒼白、冰冷以及周邊脈搏微弱等，好發於有心血管病史、抽菸或糖尿病患者。治療方式主要由心血管外科醫師以藥物或是手術來疏通病變狹窄血管，與神經較無相關。

相關文章
**周邊神經壓迫症候群**
上冊第二章第七篇第122頁

## 內科疾病造成的手麻與手痛

當麻的部位都在手尖、指尖等穿手套、襪子會覆蓋到的位置，就有可能是多發性神經病變在作祟，常常是因為糖尿病、腎衰竭造成的晚期病變，或甲狀腺功能低下等內分泌疾病。

可能引起手麻的內科病因還有：

- 神經本身的病變，也就是周邊神經病變，會產生類似電線外皮損毀漏電的狀況（神經去髓鞘），而造成麻的症狀。
- 缺乏B12、B6、B1以及維他命E等營養素。
- 重金屬汞、鉛、砷等以及過量酒精等毒素造成神經病變。
- 藥物：較常造成手麻的藥物有化學治療藥物、以及抗病毒藥物等等。

此外，自體免疫疾病以及一些遺傳性神經病變也會造成手麻，因為內科疾病造成的手麻，主要會以藥物來治療。

## 如何診斷與治療手麻與手痛？

要揪出造成手麻與手痛的元凶，「神經電生理檢查」在診斷中扮演非常重要的角色，醫師也會以磁振造影來評估神經受壓迫的情況，並針對個別情況安排其他必要檢查。

造成手麻、手痛的可能原因包羅萬象，當然治療方式有可能很單純，也可能非常複雜。不過別擔心，只要有確切的診斷，就能對症下藥。

如果是因為內科問題造成的手麻痛，就必須針對根本的問題進行藥物治療。

倘若醫師建議以手術治療，最單純的情況是經由病史評估影像檢查以及神經電生理檢查，來確認是否有神經壓迫。

當壓迫到周邊神經時，醫師會以手術針對受壓迫的神經進行減壓，將神經鬆解去沾黏。當病因是椎間盤退化引起的壓迫時，則會以前位椎間盤切除手術來做神經的充分減壓後，再以骨融合或人工椎間盤置入等方式重建脊椎結構功能。無論哪一種手術，效果都非常顯著、安全性高、復原迅速。

手麻痛也可能同時包含好幾個病因，就必須一併考量這些因素，進行多方面治療，才能得到最佳的效果。例如：臨床上常見病患手麻痛，又有腕隧道症候群、頸椎椎間盤突出、糖尿病以及甲狀腺功能低下，便得針對所有情況全面治療，才能有效控制病症。

相關文章
頸椎間盤切除融合術
上冊第四章第二篇第226頁
神經電學生理檢查
上冊第三章第一篇第136頁

## 手麻痛等不得！超過兩週 趕快看醫生

台語有一句俗諺：「起厝怕抓漏，醫生怕治咳」意思是說房子的漏水和病人的咳嗽，乍看之下似乎沒有什麼大不了，但卻有可能隱藏重重的困難與嚴重，手麻、手痛也是如此。建議如果手麻、手痛持續超過兩週時，就要儘快就醫、儘早治療。

但也別太焦慮！因為大多數手麻、手痛的起因都來自於神經壓迫，以目前神經外科的深厚功力，手術都可以安全、有效地處理，讓病患擺脫手麻、手痛的日夜糾纏。

# 為什麼我的手部精細動作失靈且無力？

張軒侃
臺北榮民總醫院神經外科　主治醫師
國立陽明交通大學醫學系外科　助理教授

六十歲的王先生是快炒店大廚，近年常常覺得脖子疼痛，不時有手麻的情形，雖然覺得困擾、不太對勁，但因為餐廳生意忙翻天，根本沒時間去看醫生，久而久之就和這種感覺和平共處，漸漸不以為意。

二〇一九年開始的新型冠狀肺炎病毒，讓餐廳生意大受影響，王大廚空閒時間多了，最近漸漸感覺似乎因為年紀大，餐廳專用大鍋鏟拿得愈來愈吃力，翻炒的動作沒有以前靈活。不但如此，他連走路都不太穩，常常有「踩在棉花堆裡」的感覺。

在兒女勸說下，王大廚終於到醫院看診。經過頸椎核磁共振檢查，神經外科醫師診斷王大廚所有的身體狀況都和頸椎有關，是「頸椎退化性脊髓病變」。

## 造成頸椎退化性脊髓病變的主因

五十歲以上的中老年人，因為頸椎骨頭及關節的退化和不穩定，會有組織異常增生的現象，有可能是骨頭異常增生，也可能是椎間盤軟骨退化。

椎間盤軟骨退化常會向後膨出，伴隨韌帶肥厚，小小的頸椎管腔因此被擠壓變得狹窄；若擠壓厲害而壓迫到頸椎的脊髓神經主幹，就可能造成「頸椎退化型脊髓病變」。

頸椎退化型疾病有很多種可能，最常見的是因頸椎椎間盤突出、頸椎退化型脊髓病變壓迫神經造成問題，除此之外尚有較少見的腫瘤、脊髓空洞症等其他原因。

在東方人或帶有亞洲人血統的病患，還有一種常見的「後縱韌帶鈣化」診斷，這疾病好發於亞洲的日本、臺灣等地。

後縱韌帶骨化顧名思義就是頸椎裡的「後縱韌帶」因軟組織本身不明原因骨化或鈣

化增厚，且骨化的後縱韌帶壓迫到神經，產生症狀和病變。


相關文章

**頸椎後縱韌帶鈣化**

上冊第二章第二篇第80頁


## 頸椎退化性脊髓病變的症狀

頸椎退化性脊髓病變症狀一開始並不明顯，很多時候只是感覺肩頸痠痛、手麻、走路不穩；常常踩空、不穩怕跌倒，或踩在棉花上的感覺。晚上光線昏暗，視線較差時，不平衡的感覺更明顯，因此常常被誤認為坐骨神經或腰椎神經的問題。

嚴重脊髓病變拿錢幣、寫字或扣衣服釦子這類精細動作可能有問題、不太靈光，經常聽到患者主訴「連筷子或湯匙都拿不好，常常拿不住而掉到地上」。

理學檢查時，病況嚴重的患者有時會有手部肌肉萎縮的情況，或全身軀幹、下肢有僵硬的感覺，反射功能增強。大部分患者有脖子痛，或低頭時因為突出的骨刺突然刺激到脊髓神經主幹，而有全身被電到的感覺，臨床上稱作「萊爾米特癥候」。

相關文章
**先天或後天性脊椎狹窄**
下冊第二章第八篇

## 頸椎退化性脊髓病變如何治療？

神經外科醫師一旦懷疑患者有頸椎退化性病變，將安排頸椎放射線檢查、電腦斷層或核磁共振等檢查，以正確診斷頸椎脊髓神經受壓迫的病因、判斷頸椎退化程度，以及頸椎脊髓神經壓迫程度，同時對照臨床症狀和神經電生理檢查結果，評估治療方法，或判斷是否需要開刀。症狀輕微、不適合手術、或尚不願意手術的病患，可先以保守治療改善症狀，如做復健和吃消炎止痛藥。如果察覺自己平衡感變差很多、手無力狀況加劇，就需要和醫師詳細討論是否需接受手術，避免神經功能進一步惡化。

影像學檢查與神經電生理檢查的結果是判斷是否需要手術的重要依據，一旦檢查結果發現明顯神經病變，手術是唯一可以改善的治療方式，只有手術能避免神經病變加劇，演變成四肢運動神經跟感覺神經功能的損傷。

當運動跟感覺神經的損傷超過臨界點，能恢復的狀況就很少，儘早手術能避免這樣的情況發生。現今頸椎手術多以「前開顯微手術」為主，因早期頸椎「後開手術」約有百分之四十病患產生長期後頸肌肉萎縮及後頸部疼痛，術後恢復時間較長，而前開顯微手術沒有這樣的併發症，恢復較快速，以醫學進步的潮流來說，前開顯微手術方式應為大多數神經外科醫師首選。

相關文章
**頸椎前位椎體切除手術概述和手術適應症**
上冊第四章第四篇第243頁

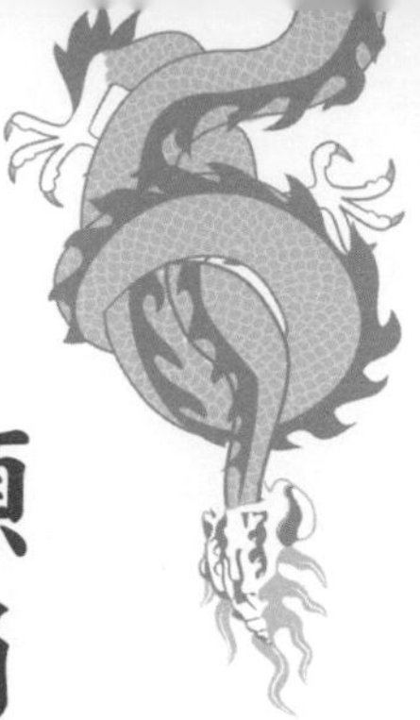

# 頸肩疼痛

**費立宇**
臺北榮民總醫院神經外科　主治醫師
國立陽明交通大學醫學系外科　助理教授

「當頭轉動時，頭頸部就好痛！」

「醫師，我落枕了，脖子好痛！好幾天都沒有改善……」

神經脊椎外科門診中，醫師常聽到病患以上這些主訴。臨床統計，大概占了頸部脊椎門診一大半，是現代人除了下背痛之外，排名第二的常見疼痛症狀。

## 什麼是「落枕」？

大部份病患的經驗是：前一天還好好的，隔天一早起來竟然感覺脖子僵硬、頭部轉動會有劇痛感，通常會以為是睡覺時頭部滑落枕頭造成的，也就是來到門診時告訴醫師：「我落枕了！」

某些傳統療法理論者認為這種疾患簡單來說是經絡不順、氣血不通，筋肉（肌肉）發炎所致，經由熱敷、伸展、或穴位按摩即可痊癒。以結果而論，簡單肌肉發炎確實會因為休息、伸展，或服用止痛藥等保守治療而改善。

常見的典型頸部疼痛，可能蔓延到背部，也常伴隨單側或雙側肩膀疼痛，以及頭痛，尤其後枕部（頭接觸枕頭的位置）最為常見。如果屬於肌肉急性發炎，九成以上的人只要自行觀察三天到一週，配合多休息或服用消炎止痛藥輔助，無論有沒有接受正規醫療或另類療法，疼痛都可以自行緩解，也就是教科書上寫的自癒性疾病。

有以下二種常見的病因：

第一，因頸椎日常活動造成慢性退化，引起的脊椎關節發炎。

第二，因外力或自身運動激烈造成頸椎肌肉急性拉傷或扭傷。

也就是說，造成頸椎疼痛原因不是只有肌肉發炎，脊椎關節發炎也很常見。而二者區別，在於肌肉發炎好發於年輕族群，而脊椎關節發炎，甚至結構變形，則在年長族群常見。

當然，真正的病患都是相伴相生，比較少單一原因，只是占的比重多少。這二種病患不用過度緊張，休息一週到二週就會好轉，不過真正的復原情況，當然因人而異。

相關文章
**頸椎人工椎間盤手術**
上冊第四章第一篇第216頁

## 神經脊椎手術可減緩頸源性頭痛

還有一種不典型卻常見的症狀，通常以頭痛表現，在第一時間不會想到是脊椎的問題，稱作「頸源性頭痛」，是由組成頸椎部分的骨頭或椎間盤因退化或發炎引起的頭痛，有時伴有頸部疼痛。

頸源性頭痛，症狀也常常因人而異，有人單側性、有人因頸部運動引起、亦有人是姿勢性或頸部外部壓力引起。但這些特徵都不具有特異性。

在二〇二〇年臺日韓聯合亞洲神經脊椎學會官方期刊中，刊登了頸源性頭痛相關文章，這是一項多中心隨機臨床試驗的事後分析，針對約六百名因頸椎退化需要接受一或二節段頸椎前位手術的病患，進行回溯性調查。

研究發現，接受一或二節段頸椎前位手術的病患，不論是採用頸椎間盤置換術或頸椎前位椎間盤切除融合術，皆可以緩解術前長達七年的頭痛，這是令頭痛病患感到多麼振奮的研究！

研究中，大約百分之二十到三十在手術治療前歸類為「頻繁且中度以上頭痛病患」，在手術治療後改善為「幾乎消失的輕度或中度頭痛」。這項研究結果提供了一個臨床意義：頸椎前位手術將有助於緩解與頸椎疾病相關的頭痛，神經頸脊椎運動學可以解釋與頸椎疾患相關的頭痛。

那麼，何時應該要去診所或醫院看診，請醫師評估是否進一步檢查呢？

若二週以上未見症狀緩解、短時間內變得嚴重，或是出現單側或雙側手麻手痠痛，甚至是手無力的現象，或是嚴重到連穿衣服、扣扣子、開瓶蓋這些動作都受到影響，便建議找專業醫師進行評估。

就診時，醫師通常會請病患回想：狀症發作時，是否有相關事件？例如近期內有跌傷，或是乘車有緊急煞車等，都可以幫助醫師判斷。

如果已經在診所醫院接受檢查，建議在徵得檢查醫師同意後，攜帶影像報告檢查結果看診，可以減少等待安排檢查的時間，因為在醫學中心除放射線檢查比較不需等待外，其他檢查等候時間大約是以一個月起跳。而健保雲端系統雖然可以傳輸檢查報告，但有臨時電腦網路系統不穩定的缺點，亦有許多病患在診間反應有資安的疑慮。

相關文章
**頸椎間盤切除融合術**
上冊第四章第二篇第226頁

相關文章
頸椎前位混成手術
上冊第四章第三篇第235頁

## 需注意的頸椎嚴重病況

頸椎結構幾個比較嚴重的可能性如下：

- 頸椎骨裂或骨折，甚至有位移。
- 有頸椎間盤突出或脊椎管腔狹窄，而壓迫脊髓神經。
- 有良性或惡性腫瘤，破壞神經功能。
- 先天性（出生時存在）脊椎異常。
- 其他

很多病況不能單純用症狀來確診，可能需經過詳細的檢查如下：

- 血液檢驗，可以幫助診斷潛在的炎症性疾病，例如臺灣人常說的類風濕關節炎或病患不勝其擾的僵直性脊椎炎。
- 肌電圖和神經傳導速度檢查，可以幫助評估神經肌肉的病變。
- 運動誘發電位及體感覺誘發電位檢查，可以幫助醫師瞭解中樞神經受損的程度。
- 放射線檢查，以影像學的角度，來做一個初步的疾病臆斷。
- 電腦斷層掃描或核磁共振影像，通常可以詳細識別關節內或周圍韌帶或肌肉中的內部結構的損傷或疾病。

以上檢查，不能單靠其中一項決定病患狀況，或是是否需要開刀。綜合判斷的主角還是醫師，診斷的第一步通常是以病患的症狀來決定，然後用檢查結果輔助診斷是否正確。

常聽到有些過與不及的想法，在病患的腦中揮之不去，例如：有人覺得現在的醫師檢查安排太多，以前那種只憑聽診器就可以看病的老醫師怎麼愈來愈少？或是門診時醫師只有看看放射線檢查就打發病患，沒有其他檢查，一定是隨口講講……看到這裡，我想不論醫師或病患都有一種「父子騎驢」的既視感。

好的醫師或是想要能夠正確診斷，有一個比較好的做法，就是先由病患的自訴症狀，經醫師整理後，再來安排相關檢查，而不是病患自己說想做哪些檢查，因為當一個檢查沒有目標時，反而會讓影像失去檢查意義。

經過多年的看診經驗累積，每一個檢查都有盲點。有些病患明明頸椎退化造成神經壓迫，已經嚴重到不能拿東西、不能走路，但檢查看起來卻沒有那麼嚴重，這可能是檢查的一種偽陰性。

反之亦然。有時檢查很嚴重，但病患的臨床症狀很輕微，這稱作偽陽性。這二種狀況都需仰賴臨床醫師綜合評估判斷。

外科醫師多了一個開刀的「武器」可以幫忙病患，但若病患沒有符合開刀適應症，醫師們也不喜歡進行手術，因為病患進步空間不大。而且病患願意開刀，其實也是把重要的身體交給信賴的醫師，基於愛惜羽毛且尊重病患，現在大多數臺灣醫生很少會進行不必要的手術。

## 什麼是「五十肩」？

肩頸痛另一個病因，是大家常聽到的「五十肩」。因為有時老人家表達不清楚，只跟兒孫輩說「肩頸痛不舒服」，便被帶來診間。

其實這樣做並沒有錯，因為有經驗的醫師還是能夠分辨出是不是肩關節發炎。但要注意的是，並不是所有肩頸痛都是源自頸部退化。

人體的肩關節是一個很複雜又重要的器官，幾乎日常生活的手部動作都會需要動到它，只要有程度不等的發炎，沒有自行痊癒，就會造成生活不便。通常先是痛，再來是凍（沾黏），最後又痛又凍而無法使力。有時門診評估會發現，病患是因為痛不想使力，而不是神經受壓迫造成。這類疾病神經外科只能幫病患作初步治療，如果有關節或肌腱的撕裂傷或沾黏，還是需要找骨科及復健科醫師評估治療。

# 手腳無力

張志漳
臺北榮民總醫院神經外科 主治醫師
國立陽明交通大學醫學系外科 講師

來看看四十九歲的張女士，在北部某教學醫院的看診過程：

張女士有糖尿病病史，最近半年出現了四肢發軟、無力的狀況。因為糖尿病，張女士想當然耳，先到陳新代謝科回診。

**新陳代謝科診間**

張女士：醫師啊，我最近渾身不舒服，常常覺得人都快要暈過去了，整天有氣無力，只能躺在床上休息，晚上因為全身痛，根本睡不著。

新陳代謝科醫師：妳的抽血數值都正常，會不會是最近太累了？工作比較忙嗎？不過妳也快五十歲了，我幫妳轉去給婦產科檢查一下，看看和快要停經、女性荷爾蒙不足有沒有關係。

## 婦產科診間

張女士：醫師你好，我是新陳代謝科醫師介紹過來的。最近全身都不舒服，覺得人快要暈過去了，白天都沒什麼力氣，只能躺在床上休息；晚上睡不著，全身痛。醫師請我過來看是不是有婦科方面的問題。

婦產科醫師：好的，我幫妳抽血檢查一下。

## 隔週的婦產科診間

婦產科醫師：張女士，妳的抽血結果賀爾蒙都正常耶！

張女士：那為什麼會不舒服呢？

婦產科醫師：不清楚耶，婦科這邊看起來沒有問題。我幫妳轉診到神經內科，請醫師評估一下是不是有神經方面的問題。

## 神經內科診間

張女士：醫師你好，我是婦產科醫師介紹過來的。我最近全身都不舒服，覺得人都快要暈過去了，白天沒什麼力氣只能躺在床上休息，晚上都睡不著，全身痛。他請我過來看是不是有神經方面的問題。

神經內科醫師做完檢查後說：張女士，妳目前的神經功能檢查看起來大致上都正常喔，除了一些肌痛症的問題，建議妳可以去找復健科醫師，一方面治療肌痛症，一方面復健做肌力訓練。

## 復健科

張女士開始在復健科接受復健治療。但她的不舒服依舊持續，三個月後又回到新陳代謝科醫師門診追蹤。

## 新陳代謝科診間

張女士：醫師啊～我聽你的話，從婦產科、神經科到復健科全都看過了，但越來越不舒服。我每天睡不著，從頭到腳，連腳指頭都覺得痛，痛到沒辦法工作、吃不下飯，生不如死了，我已經活不下去了！

說完，張女士在診間放聲大哭。因為情緒崩潰，新陳代謝科醫師只好把她轉介到精神科，看看調整情緒後，是否對她的疼痛有幫助。最後經過多個月的轉介治療後，意外發現張女士有嚴重的頸椎狹窄，手術治療後，症狀便得到緩解。

看完了張女士的轉診過程，是否也能感受到她的身心疲累？其實，這樣的例子在臨床上並不少見。

因為手腳無力是非常不專一性的症狀，有太多原因可能導致手腳無力，使得病人常常花了幾個月的時間在各科間奔波，卻始終無法確定診斷，也就無法針對病因來治療。

相關文章
**頸椎間盤切除融合術**
上冊第四章第二篇第226頁

## 為什麼會手腳無力?

- 糖尿病患者因糖代謝失常，容易出現虛弱、無力。
- 慢性腎炎患者容易因電解質不平衡，導致疲倦、無力與失眠。
- 貧血患者也較容易出現疲倦與無力的現象。
- 內分泌問題，如甲狀腺機能低下患者或是可體松[1]不足的病人，也會出現四肢無力的現象。
- 重肌無力症則是因神經肌肉間傳導的障礙而引起肌肉的無力現象。
- 感冒、缺氧等也常以手腳無力來表現。
- 頸部病灶也會引起手腳無力。

1 「可體松」是腎上腺分泌的一種賀爾蒙，能調節人體多種機能，例：血壓、血糖、心跳，也負責處理壓力，在危急時提供人體額外的能量，所以又稱為「壓力賀爾蒙」。

## 結論

統整以上症狀可以發現，絕大多數的手腳無力，還是來自於內科疾病；但五十到六十歲的患者，因頸椎狹窄造成的手腳無力也不在少數，這類病人常常會因為找不到病因而被不斷轉介。

因此，在找尋導致手腳無力的內科病因時，如果能夠同時接受頸椎放射線的檢查，就能初步判定是否有頸椎退化狹窄的問題，尤其是高風險族群（例如有外傷病史的病人），更應該將頸椎狹窄放入鑑別診斷，以期能早期診斷、早期治療。

相關文章

**脊椎相關的放射線檢查**

上冊第三章第二篇第141頁

# 溫度覺失靈、疼痛感喪失

**葉美吟**
臺北榮民總醫院神經外科 主治醫師

門診時，常常聽到病人描述自己身體某個區塊的感覺變得「木木的」、觸碰到會有點隱隱發脹的麻感，還有人會說：「洗澡時感覺不出正確的溫度」，甚至因此被太熱的洗澡水燙傷。

## 為什麼會這樣呢？

簡單說，這些都是溫度覺失靈或是疼痛感喪失。疼痛感喪失從字面上就容易理解，就是感覺不到痛。溫度覺失靈呢？正常人能分辨出相差攝氏十度的溫度，但溫度覺失靈的患者，則會感覺不到冷或熱，或是對冷、熱的敏感度降低。

這些症狀，都和神經傳導息息相關。

脊髓神經由許多神經束組成，其中脊髓視丘束就是感覺神經的一部份，負責將皮膚接受到的刺激訊息傳回大腦視丘，之後再傳送到體感覺區，完成「感覺」的傳導。

所以當你感覺到身體、四肢某個區塊的感覺跟平常不一樣，如失去對疼痛的敏感度，或是對溫度的難以察覺，建議不妨到神經外科的門診做諮詢，因為造成這些「無感」的原因，可能就是神經束傳導路徑受到壓迫，這種壓迫通常在脊髓神經主幹，

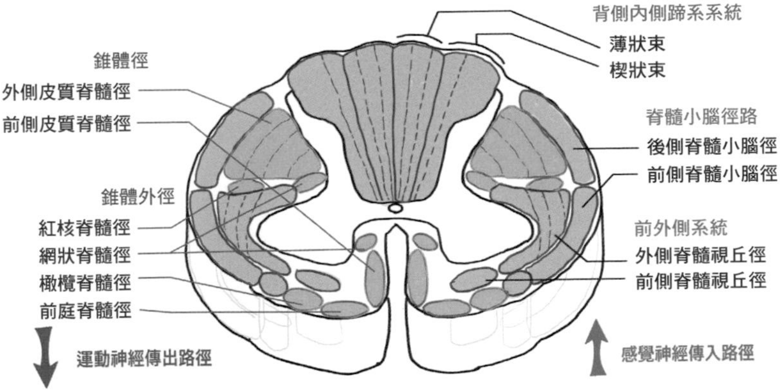


脊椎神經示意圖

而不是神經根，醫師會視情況安排神經電生理檢查，或是脊髓神經影像檢查。

如果經過檢查，確定是脊髓神經受到壓迫，神經外科醫師就會視壓迫的程度，以及造成壓迫的原因來決定治療方式，有時只需要復健治療，但如果壓迫情況比較嚴重，就會考慮以手術減壓，來使神經放鬆。

在神經外科門診最常見的不外乎是頸椎脊髓神經的壓迫。在頸椎狹窄壓迫的患者常會有脖頸痠痛合併雙上肢的麻痛，到了壓迫後期，也就是越來越嚴重的時候，常常就會影響行走時的平衡感。比方：明明走在平坦的路上，卻時常自己絆到自己，或是步伐踉蹌。像這樣步態不穩的症狀，就很可能表示神經已經受到長時間的嚴重壓迫。如果還有深部肌腱反射增強的情形，就需要儘快安排影像檢查，並考慮手術減壓。

相關文章

**手麻與手痛**
上冊第一章第一篇第38頁

**為什麼我的手部精細動作失靈且無力？**
上冊第一章第二篇第47頁

第二章

# 疾病

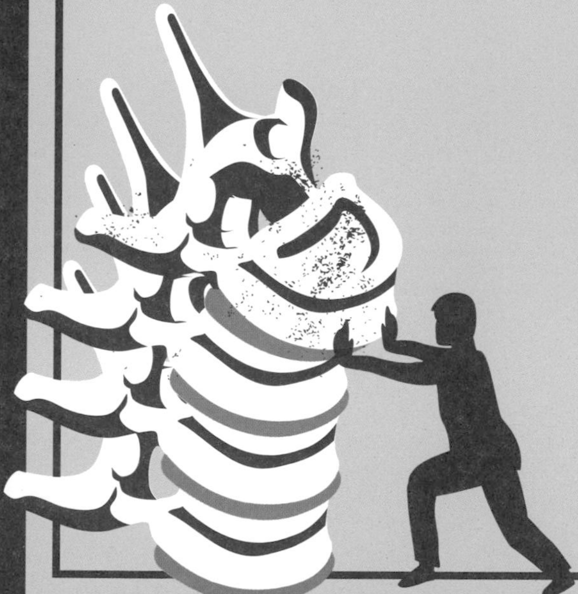

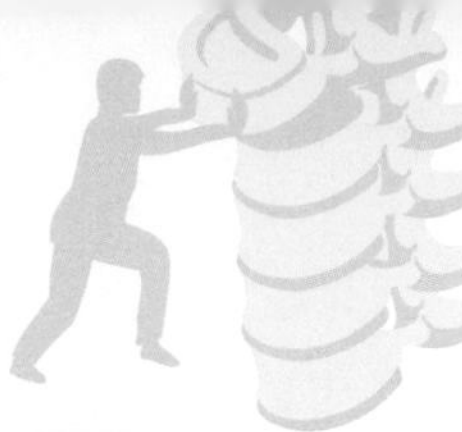

# 頸椎椎間盤突出

杜宗熹
臺北榮民總醫院神經外科 主治醫師
國立陽明交通大學醫學系外科 助理教授

四十三歲電腦繪圖師阿榮，歪著頭走進神外診間，愁眉苦臉的表情，看起來有夠鬱卒。

「醫生，我早也痛、晚也痛，實在很痛苦！」阿榮說他整天坐在電腦螢幕前畫圖，每天十幾個小時是常態，常常一早開工埋頭苦幹，一抬頭才發現窗外天色已經昏暗。

案子接越多收入越高，他一開始做得很開心，偶爾肩頸痠痛也不以為意。沒想到這一年來肩頸僵硬、痠痛的情況慢慢變多，起初兩、三天就會恢復，後來漸漸變成常態，麻痛感還會傳遞到手臂，甚至有時轉動脖子，還會有電流從脖子傳到手臂的觸電感。阿榮驚覺情況有點嚴重，開始到診所做復健，無奈做了幾個禮拜的復健還是不見起色，又怕吃藥傷肝傷腎，堅持靠保守治療。直到上個月他開始覺得手越來越沒力氣，不只無法提重物，後來連拿筷子也偶爾會掉，甚至走路都容易因為不穩而跌倒。阿榮終於受不了，到大醫院神經外科求診。

## 頸椎椎間盤突出 科技帶來的現代脊椎疾病

困擾阿榮的是隨著現代人生活型態改變，加上長時間使用電子產品，而在臨床上越來越常見的頸椎疾病——頸椎椎間盤突出。

頸椎椎間盤突出的症狀，可以從局部頸部痠疼到手麻、刺疼痛等神經壓迫，嚴重起來甚至有身體感覺異常、下肢步態不穩等脊髓壓迫症狀（頸髓病變）等。

經過影像檢查及電生理檢查，發現阿榮的頸椎椎間盤突出已經相當嚴重，伴隨神經根及頸髓壓迫。阿榮選擇頸椎手術治療，並調整工作習慣，終於恢復健康。

## 椎體間連接的椎間盤 讓美女可以回眸一笑

頸椎共有七個椎體，其中第一、二節頸椎構造較為特殊，本書另有章節介紹。

相關文章
**頸椎人工椎間盤手術**
上冊第四章第一篇第216頁

脊椎椎體是堅硬骨頭，目的是支撐身體及保護行走其間的神經組織。然而要讓美女回眸一笑，頸椎必須能平順轉動，因此椎體間連接的椎間盤便肩負起這些功能。

椎間盤由外層堅韌的纖維環以及黏稠柔軟的內餡髓核所構成，可有效緩衝強大的衝擊和壓力，除適度提供脊椎活動度，也隔絕因大量活動對骨骼關節造成的磨損。

## 椎間盤突出怎麼造成的？

椎間盤突出的原因主要分為退化性及外傷性兩大類。

第一類，退化性椎間盤突出：

椎間盤是一個幾乎沒有血液循環的結構，因此它從形成後，便開始一路退化的命運，差別只在於退化的快慢。

長期姿勢不良的人，尤其是生活型態讓大多數現代人習慣常長時間低頭看手機、伸長脖子向前看電腦螢幕，都容易造成頸椎間的椎間盤受力增大，如果再加上頸部肌肉過度勞累，都會加速椎間盤的退化。

當椎間盤退化，它的纖維環就可能破裂，內部的髓核水分便開始逐漸喪失，使吸收震波的能力跟著一路下降，反而更容易因壓力或衝擊造成結構變形，也就是發生椎間盤突出或髓核擠出形成椎間盤碎片，即俗稱的軟骨突出或軟骨破裂。

第二類，外傷性椎間盤突出：

外傷性頸椎椎間盤突出主要是外傷造成，常見包括：車禍、運動傷害、跌倒等。

無論退化或外傷造成的椎間盤結構變形，分布在纖維環上的神經末梢都會受到刺激而產生頸部疼痛，也可能對鄰近神經髓或神經根造成壓迫而產生痠麻刺痛等症狀。

## 頸椎椎間盤突出的症狀

頸椎椎間盤突出症狀可大可小，可以是單純的頸部及上肩部的痠疼、僵硬，但是當突出的椎間盤影響到神經時，便會造成壓迫那側的上肢產生酸麻疼痛或感覺遲鈍；更進一步的壓迫會導致手部肌肉無力，甚至拿東西容易掉。

而嚴重的情況則是當椎間盤因突出而壓迫到神經主幹（脊髓），就會造成四肢力量減弱、四肢麻木感、身體感覺異常、走路不穩，以及大小便障礙甚至失禁等情況，最嚴重有可能導致四肢癱瘓。

## 頸椎椎間盤突出的病程

退化性頸椎椎間盤突出初期表現多為肩頸部的疼痛不適。一開始偶爾發生時，病患常會以為是落枕或脖子扭傷，一段時間就漸漸緩解。然而隨著退化情況加重，疼痛越來越頻繁、持續的時間也越長；通常症狀持續超過三個月，臨床上便稱之為「慢性頸部痠痛」。

當椎間盤造成神經壓迫時，病患便會產生上肢手部的症狀，有感覺異常（包括痠麻刺痛、感覺遲鈍）以及肌力減少，甚至可能同時或接續發生脊髓壓迫情況，因而造成四肢及全身性的症狀。

至於外傷性的頸椎椎間盤突出，症狀通常會發生在外傷後當下的短時間內。

## 頸椎椎間盤突出的診斷

臨床上頸椎椎間盤突出的診斷，通常包括以下幾項項目：

神經學檢查與病史：包括測試肌肉力量、肌腱反射、誘發或減緩疼痛的動作。

影像學檢查：頸椎放射線檢查、電腦斷層以及核磁共振攝影檢查是評估椎間盤突出程度及性質、神經受壓迫的位置及程度的主要工具。

神經電學檢查：肌電圖和神經傳導速度檢查可用來評估神經功能受影響的程度。

## 頸椎椎間盤突出的治療

初期治療以藥物治療、物理治療以及生活習慣、姿勢調整等非手術治療為主；如果三個月後症狀未顯著改善或惡化，則應考慮手術治療。

藥物治療方面，包括非固醇類消炎止痛劑、肌肉鬆弛劑等等。

物理治療方面，包括頸椎牽引、伸展、熱敷、經皮電刺激，頸圈使用等。

生活習慣調整上，可以從減少手機與電腦的使用、適度加強核心肌群訓練、姿勢訓練著手。

當進行以上保守治療三個月後，若症狀不但未顯著改善甚至更惡化，或是出現肌肉萎縮、步態不穩、大小便障礙／失禁……等嚴重症狀時，就應該適時接受手術治療。手術後病情恢復的程度和速度取決於三大因素——症狀拖得越久、症狀越嚴重、年齡越大，則恢復的速度越慢，程度也越有限。

嚴重神經壓迫時，手術減壓是唯一能實質解除壓迫，讓神經有機會復原的治療。對於頸椎椎間盤突出的手術治療，包含兩大部分：第一是將椎間盤移除，第二是移除後空間的重建。這樣的頸椎前位手術，臨床效果最穩定。

椎間盤重建方式有骨融合手術、人工椎間盤置換術兩大類，兩者各有特性，都是非常有效的手術治療。

此外，還有後位頸椎減壓手術選項。但因為此手術對後頸肌肉傷害較大，且屬於對椎間盤突出間接減壓，因此較少使用於單純頸椎椎間盤突出治療。

相關文章

**頸椎人工椎間盤手術**
上冊第四章第一篇第216頁

**頸椎前位混成手術**
上冊第四章第三篇第235頁

# 頸椎後縱韌帶鈣化

張鵬遠
衛福部桃園醫院神經外科　主治醫師
國立陽明交通大學醫學系外科　講師

脊椎結構概念上是由一節一節的椎體相疊而成，而中間形成的管腔便是容納並保護神經組織的空間。在椎體的後側、管腔內部，有一個相連著各節椎骨的強韌結締組織——後縱韌帶；後縱韌帶則由頸椎一路相連到腰薦椎。

後縱韌帶在正常情況下可以提供椎體之間的連結與穩定，而且不影響神經組織。反之，一旦後縱韌帶鈣化症（或稱後縱韌帶骨化症），這個構造就會變厚、變硬、甚而形成鈣化（或骨化）。更嚴重的情況，這些鈣化會與神經組織外的硬脊髓膜黏合，進而壓迫神經脊髓造成病變。

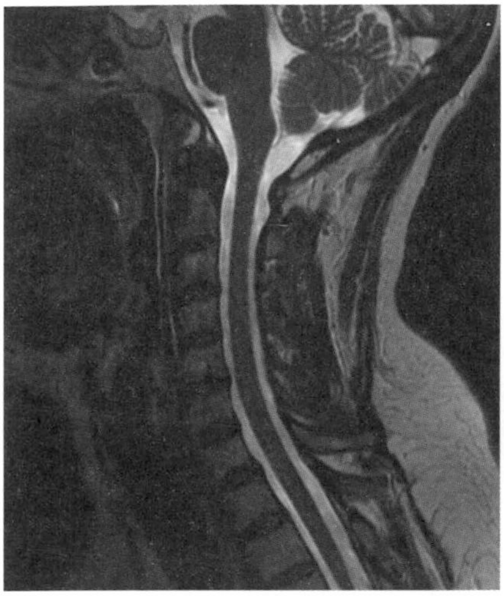

正常後縱韌帶無鈣化，沒有明顯對頸椎脊隨的壓迫。

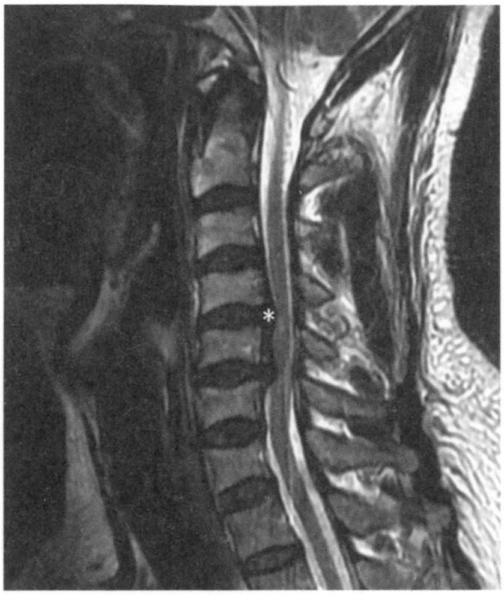


嚴重增厚的後縱韌帶鈣化，向後增生，壓迫脊隨。

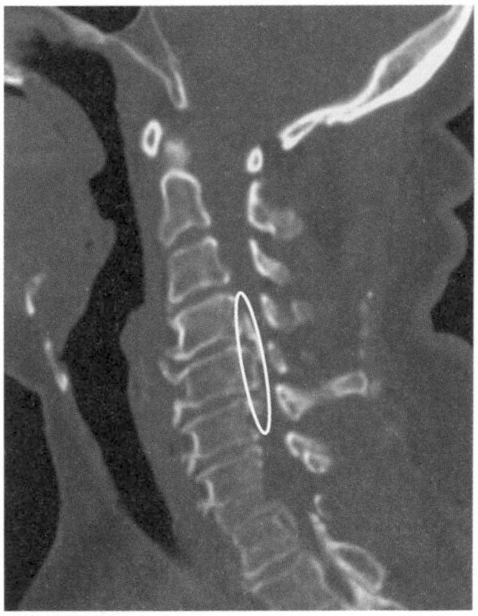

嚴重增生的後縱韌帶鈣化（圓圈處），在電腦斷層下呈現如骨頭般的骨化 / 鈣化構造，嚴重擠壓脊隨。

## 後縱韌帶鈣化 東亞族群發生率最高

雖然後縱韌帶縱跨了整條脊椎，但後縱韌帶鈣化卻好發於頸椎與胸椎，特別是在頸椎。

臨床研究統計發現，後縱韌帶鈣化和族群特性相關：高加索人種的發生率大約在百分之零點零一到百分之一點七；但卻好發於亞洲，特別是日本、韓國、臺灣與中國的東亞族群。

臺北榮總神經醫學中心——神經修復科是國內在這個領域最大、研究論文最具分量的醫學單位。根據北榮神經修復科超過十年的研究與統計指出[1]，臺灣後縱韌帶鈣化盛行率約為每年十萬人中約八人，而與其相關的住院個案約為每年一百萬人中約有六人；其中又以年長者與男性為好發族群，可見其或許與退化相關。

## 可怕的隱形殺手：後縱韌帶鈣化

臺北榮總神經外科吳昭慶教授二〇一二年經由臺灣健保資料庫的大數據分析顯示[2]：罹患後縱韌帶鈣化的患者如果沒有接受手術治療，產生頸椎神經損傷的相對風險是正常族群的三十二倍；吳教授進一步分析這類神經損傷患者產生失能的風險，發現超過正常族群有百倍之多！

文章發表：


1 Ossification of the posterior longitudinal ligament in the cervical spine: an 11-year comprehensive national epidemiology study.
Wu JC, Liu L, Chen YC, Huang WC, Chen TJ, Cheng H.
Neurosurg Focus. 2011 Mar;30(3):E5. doi: 10.3171/2010.12.FOCUS10268.
PMID: 21434821

2 Conservatively treated ossification of the posterior longitudinal ligament increases the risk of spinal cord injury: a nationwide cohort study.
Wu JC, Chen YC, Liu L, Huang WC, Chen TJ, Lo SS, Thien PF, Cheng H.
J Neurotrauma. 2012 Feb 10;29(3):462-8. doi: 10.1089/neu.2011.2095. Epub 2011 Dec 5.
PMID: 21992063

吳昭慶教授在二〇一六年的另一篇大數據分析[3]也指出，在頸椎脊髓症狀（如：步態不穩、肢體僵硬、反射增高、張力增強……等）患者中，每年約有百分之零點二會併發神經損傷。統計上，這類病患若為男性、同時罹患後縱韌帶鈣化或是未接受手術治療者，所發生神經損傷的相關性約是其他者的兩倍；而這些患者中，患有後縱韌帶鈣化而未接受手術者為最容易發生神經損傷。

這也就是頸椎的後縱韌帶鈣化被稱為「隱形殺手」的主要原因。

為什麼以「隱形」形容呢？這與後縱韌帶鈣化本身致病過程極為緩慢冗長相關。後縱韌帶經過長時間的增厚、鈣化，進而向後方壓迫頸椎的脊髓，導致脊髓變形，進而造成運動、感覺神經元的損傷或壞死。由於神經細胞本身的耐受性，多數患者在患病初期並無症狀，或是症狀輕微（如肩頸鈍痛、僵硬痠痛），因而形成這種緩慢、一開始不容易察覺的致病機轉。

然而隨著神經壓迫的進展，患者會逐漸顯現出步態不穩、肢體麻痺、張力增強等神經功能變化，或是在受到輕微外傷時，便因鈣化的後縱韌帶直接壓迫脊髓而導致上述神經功能損傷。可惜的是，這時候的神經損傷多半已經較為嚴重且不可逆，往往進而導致嚴重失能的情形（如：大小便失禁、肢體癱瘓、臥床、無法自主呼吸而需要依賴呼吸器……等）。

## 頸椎後縱韌帶鈣化手術治療時機

目前，因為頸椎後縱韌帶鈣化導致的「嚴重」頸椎壓迫或是神經脊髓病變病患，應該要接受手術進行神經減壓以利功能恢復，已經是國內外神經外科或骨科醫學界的共識。

**數據分析來源：**

3 Risk of spinal cord injury in patients with cervical spondylotic myelopathy and ossification of posterior longitudinal ligament: a national cohort study.
Chen LF, Tu TH, Chen YC, Wu JC, Chang PY, Liu L, Huang WC, Lo SS, Cheng H.
Neurosurg Focus. 2016 Jun;40(6):E4. doi: 10.3171/2016.3.FOCUS1663.
PMID: 27246487

然而，對於患有頸椎後縱韌帶鈣化，但症狀尚屬「輕微」，或是在影像學上僅有「輕微壓迫」的患者，是否也應該進行手術呢？醫學界則仍有爭論。

儘管多數傳統的學者仍傾向於對於這類患者進行保守性治療，但這十多年來已經有包括吳昭慶教授在內的多篇學術論文指出：輕微症狀或無症狀的此類病人進行手術，也會有較好的術後神經功能表現[4]。原因包括：

- 由於後縱韌帶鈣化的病理特性，有症狀時往往已進入較為嚴重的階段，而且多半不可逆。
- 後縱韌帶鈣化的存在本身與嚴重的神經脊髓損傷呈正相關。
- 因為顯微手術技術與器械在近年的進展，頸椎手術（特別是前位頸椎手術）在術後的恢復與滿意度均大幅上升。
- 病程初期後縱韌帶鈣化與神經硬脊髓膜的沾黏多半較不嚴重，此時手術也能減少產生術中併發症。有賴電腦斷層、核磁共振檢查方式的普及，後縱韌帶的鈣化已經可以在較早階段被診斷出來。

基於以上四點原因，因此即便仍有討論空間，近年來的趨勢仍傾向於一旦診斷有頸椎後縱韌帶鈣化後，便建議病患儘早以手術介入，來避免嚴重的神經損傷，並獲得更高的手術滿意度。

相關文章

**頸椎前位椎體切除手術概述和手術適應症**

上冊第四章第四篇第243頁

文章發表：

4 Ossification of the Posterior Longitudinal Ligament in Cervical Spine: Prevalence, Management, and Prognosis.
Wu JC, Chen YC, Huang WC.
Neurospine. 2018 Mar;15(1):33-41. doi: 10.14245/ns.1836084.042. Epub 2018 Mar 28.
PMID: 29656627

## 頸椎後縱韌帶鈣化的手術方式

頸椎後縱韌帶鈣化的手術方式不外乎三類：頸椎前位手術、頸椎後位手術、前位與後位全方位手術。三類手術各有其優缺點：

### ・頸椎前位手術

頸椎前位手術發展已久，已經很標準化。在後縱韌帶手術的應用多半是將有嚴重後縱韌帶增厚的頸椎椎體移除，再置入椎體取代物進行內固定。

前位手術的優點是：傷口比較不痛、恢復最快，直接將後縱韌帶鈣化部位移除來進行減壓，也較少術後的神經根病變（最常見的是肩膀無力）。



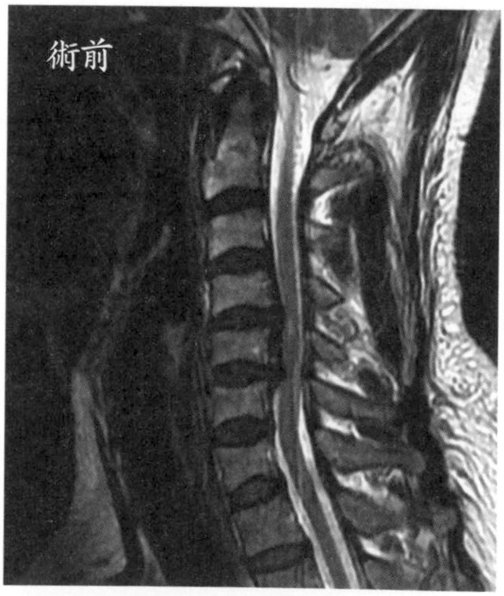

移除後縱韌帶鈣化增厚的頸椎椎體

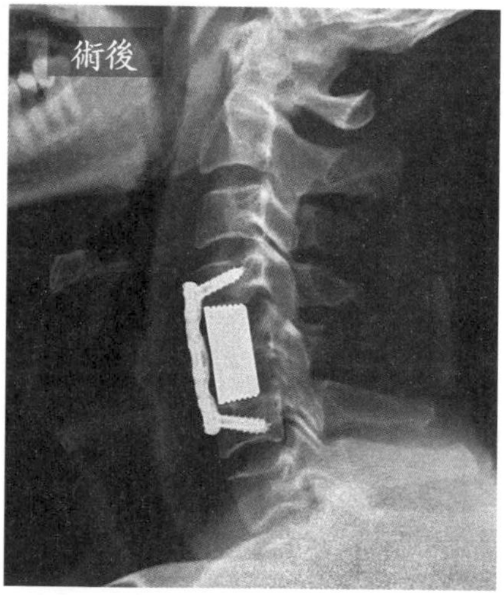

置入椎體取代物進行內固定

前位手術的缺點則在於縱韌帶鈣化嚴重者，如果伴隨神經硬脊髓膜沾黏，則有增加腦脊髓液外漏的風險，這與傷口癒合不全、感染、或神經損傷有相關。

此外，前位手術也有其侷限，如在高位頸椎（第一、二節頸椎）的後縱韌帶鈣化便無法經由前位手術處理。

### ‧頸椎後位手術

因為頸椎的後位僅有骨骼肌群與脊椎椎板保護著神經，構造相對前位來得單純，因此頸椎後位手術的最大優點就是風險低。

但也因為後位手術需要破壞大量的骨骼肌群，因此傷口較大、術後傷口疼痛較高、部分患者會有術後的長期頸痛，整體來說恢復比較慢。另外，後位手術無法直接對後縱韌帶減壓，使部分患者會在術後產生神經根病變（最常見的為肩膀無力），也是缺點之一。

### ‧前位與後位全方位手術

前位與後位全方位手術綜合了前位手術與後位手術的優點，為同時或分階段性進行的前位與後位手術，較適合嚴重且長節段壓迫患者。

前位與後位全方位手術常見的步驟為：先以後位手術進行脊髓的間接減壓，再將患者翻身或分階段性於第二次手術進行前位手術，如此一來對神經的保護具有最安全的作用。缺點則是手術與麻醉時間較長，或是因為階段性手術需要接受兩次的麻醉，病患也會因此有前側與後側兩處傷口，而後位手術的缺點也勢必無法避免。

相關文章
**前位與後位的頸椎手術**
上冊第四章第七篇第266頁

## 結論

頸椎後縱韌帶鈣化的手術需針對每位病患不同的病變程度進行手術策略調整，優缺點與風險也因人而異，需詳盡與您的神經外科醫師或骨科醫師進行深度討論。

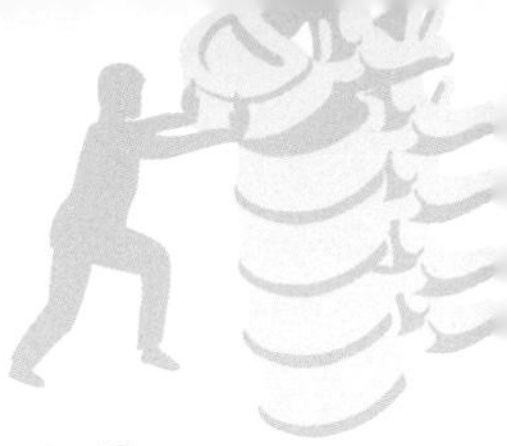

# 頭頸交界處的異常：寰樞椎滑脫、顱底凹陷

**張志漳**
臺北榮民總醫院神經外科　主治醫師
國立陽明交通大學醫學系外科　講師

## 什麼是寰樞椎？

人體的頸椎由七塊頸椎骨構成，往上連結頭部，往下連接胸椎，主要負責頭部的支撐與運動。這個特殊的關節構造使頸部有靈活轉動、前彎、後仰的功能，其中又以第一、第二節頸椎特別關鍵。

第一節頸椎稱為「寰椎」，英文名字是以希臘神話中背負地球的泰坦巨神阿特拉斯的名字命名，就是因為寰椎支托了人類頭部的全部頭骨。第二節頸椎則稱為「樞椎」，最顯著的特徵是被稱作齒突的結構，從椎體上面垂直發出；據說古時候部分絞刑中，就是造成齒突骨折傷到延髓，使犯人死亡。由此可見寰椎、樞椎的重要性。

寰椎與樞椎除了支撐頭部與活動的功能外，空心環狀結構中的空間是脊髓通過的地方，因此頸椎另一個重要功能就是保護神經系統。寰樞椎兩側各有一橫突孔，孔內有椎動脈通過，這兩條椎動脈匯流形成基底動脈供應腦幹所需的血流，因此也有保護椎動脈及腦幹血液供應的功能。

## 寰樞椎的致病機轉

寰樞椎在人體擔負重要功能，任何影響寰樞椎結構穩定的情況，都會導致寰樞椎不穩定，造成脫位。

類風溼性關節炎是最常導致寰樞椎脫位的原因。這一種自體免疫疾病會發生在全身關節，造成關節長期發炎，而寰樞關節如果長期發炎，將使橫韌帶與十字韌帶結構變弱、甚至斷裂，逐漸失去穩定寰樞關節的功能。

另一個容易造成寰樞椎脫位的原因是外傷。寰樞椎關節特殊且精巧的結構，使它特別容易受到外傷影響，當遭受外力撞擊時，頸部會因慣性作用而甩動，使頸部過度前彎、後仰，就可能導致橫韌帶、十字韌帶斷裂，或是齒狀突骨折，最終導致寰樞椎脫位。

先天性疾病也可能造成寰樞椎的問題，像唐氏症患者常見齒狀突發育不全而有先天性的寰樞椎不穩；馬凡氏症候群患者則有先天韌帶發育異常的問題，常因橫韌帶、十字韌帶鬆脫而導致寰樞椎脫位。

## 寰樞椎脫位的症狀

當寰樞椎脫位發生時，寰樞椎所負擔的功能都有可能會受到影響，常見症狀有：神經功能損傷、基底動脈灌流不足。

神經功能損傷方面，因為寰樞椎脫位會直接壓迫脊髓，造成脊髓損傷，可能的症狀有：後頸部疼痛、後枕部頭痛、四肢肌力衰退、四肢張力增強，大小便功能異常等。

而基底動脈灌流不足，是因寰樞椎脫位後，會讓寰樞椎兩側的橫突孔錯位，使橫突孔內的椎動脈因壓迫導致血流受阻，嚴重者甚至有椎動脈剝離的狀況。

基底動脈灌流不足的臨床症狀很多樣，初期包括：頭痛、頭暈、暈眩、步態不穩、顫抖、眼震；嚴重剝離則會影響基底動脈血流，引起眼球運動異常、複視、肢體麻木癱瘓、吞嚥困難、口齒不清，甚至有猝死的可能。

## 寰樞椎脫位的治療 以復位、固定為目標

復位，顧名思義就是讓滑脫的寰樞椎回到原本該有的位置，解除脊髓壓迫。

復位的方式需要徒手將頭頸部擺至正常姿勢，然後利用放射線檢查確認是否復位。過程需要多次調整頭部姿勢達成復位；困難復位的病人甚至需要進行頸椎牽引。

復位完成後，就得進行固定，分為外固定器固定或手術內固定兩種。

頸椎外固定器是由一組固定頭部的頭環與一件硬質的背心所組成，使用支架將頭

環與背心牢牢固定在一起，頸部就會固定不動，等待三個月再追蹤是否穩固。外固定的好處是不用手術，但只適用於急性齒狀突斷裂的年輕病人，因為其餘病人使用外固定的失敗比例太高。

內固定則是手術將鋼釘分別打入寰樞椎，接著使用連接桿連接固定。

相關文章
**寰樞椎與枕頸固定**
上冊第四章第五篇第249頁

## 寰樞椎脫位的病程

從類風濕性關節炎病人的長期追蹤觀察，寰樞椎脫位是不可回復的。也就是說，一旦病人發生寰樞椎脫位，脫位的情況將會隨時間演進而慢慢變嚴重，症狀也會隨脫位程度增加而慢慢顯現，從輕微的頭痛、脖子痛到嚴重的脊髓損傷都有可能發生。

正因為寰樞椎脫位是一種「進行性」的疾病，接受治療的時間點至關重要；也因為寰樞椎脫位引起的症狀很多都無法回復，手術治療只是避免脊髓損傷與症狀的惡化，因此寰樞椎脫位病人需要定期追蹤，在病況惡化前接受手術，才能得到最好的治療效果。一旦出現脊髓損傷等不可逆的症狀時，就算接受手術治療，效果也很有限。

## 臺北榮總寰樞椎脫位手術 治療成效良好

根據臺北榮總的臨床研究統計，目前寰樞椎脫位手術固定的成功率高達百分之九十二；症狀在術後都能得到一定改善，術前症狀越輕微的病人越有可能得到完全的恢復。臺北榮總在寰樞椎病灶的治療效果也得到了國家品質標章的認證。

## 頭頸交界處的另一個異常：顱底凹陷

另一頭頸區交界處較常見的異常是顱底凹陷，發生率比寰樞椎脫位小很多。

屬於先天性異常的顱底凹陷，是由於枕骨大孔周圍的顱底骨向上陷入顱腔，迫使下方的寰樞椎升高進入顱底，造成頸延髓區神經功能不全。

顱底凹陷的症狀表現和寰樞椎脫位很類似，但有較高比例的顱神經異常，例如吞嚥困難等；患者也經常合併小腦疝脫畸形、脊髓空洞症……等，需以頭頸交界處的減壓與內固定來治療。

相關文章

**頸椎後位手術：椎板切除減壓與內固定；椎板成形術**

上冊第四章第六篇第257頁

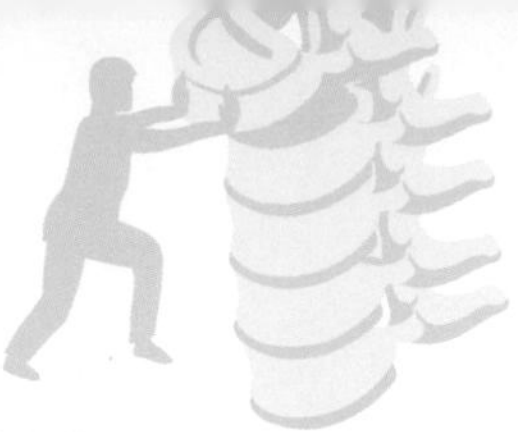

# 頸椎變形

費立宇
臺北榮民總醫院神經外科 主治醫師
國立陽明交通大學醫學系外科 助理教授

肩頸疼痛是病患自己感受到的症狀，別人看不到也感受不到，算是心事嘸人知！而頸椎畸形不僅會影響自己的生活品質，也是別人看得到的結構問題。

頸椎的基本功能包括：支撐頭顱、保持視覺水平凝視、進行正常的頭部和頸部運動，以及保護重要的神經血管結構，如脊髓、脊神經根和脊椎動脈。如果脊椎變形，則會限制頸部正常功能及活動，進而降低患者的生活品質。

## 深深困擾老人家的頸椎後凸

神經外科門診常見老人家頸部如果要做向前彎的動作，便會有些僵硬，活動角度也不太大；嚴重者頭部幾乎只能向下看，不太能抬頭，視線大部份只能看到地面，或是勉強能看到前面。這是神經外科最常見的頸椎變形——頸椎後凸。

患者除了自己日常生活不方便，也常出現頸部疼痛。臨床上有些病患因為害怕開刀，希望用非侵入性的止痛方式，只好每個月到門診報到。其實，選擇開刀，可以有效的矯正變形且減輕疼痛。

診間也曾經遇到一個病患，變形程度已經到達一眼可看出的頷胸畸形，卻因為不開刀，完全沒辦法生活。難以想像當頸部極度彎曲時，下巴跟胸口貼在一起，要如何走路？如何吃飯？如何與人社交？

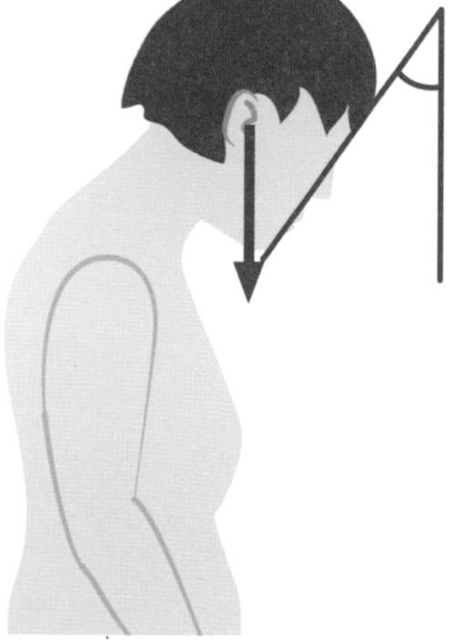

頸椎後凸示意圖

頸椎變形除了外形改變，也可能因為頸椎擠壓拉扯而有脊髓病變，包括感覺運動的減弱或缺陷，由於神經元的壓縮和過度拉伸導致血管灌注不當，以致脊髓神經受損。如果到達這種程度，唯一的解決之道就只能開刀。

相關文章
**頸椎後位手術：椎板切除減壓與內固定；椎板成形術**
上冊第四章第六篇第257頁

## 手術治療頸椎變形疾病

基本上，頸椎與腰椎類似，有所謂的「三柱支撐原理」。通過前一後二的支柱承載頭部和頸部本身的負荷，如果失去平衡，就會產生變形。

正常情況下，頸椎是略為前凸的，相對於其他脊椎節段的演變，嘗試將頭部保持在骨盆上方並保持水平凝視。

最常見的頸椎變形類型是頸椎後凸，也就是頭低眼看下的姿勢，這是一個與正常生理相反的變形。在一個整體側視位不平衡的病患，頸椎前凸增加作為代償機制。

曾有一位長期藥物成癮的年輕病患來求診，原本因脖子常常痠疼，偶爾來門診拿止痛藥與打針治療。然而有一天，可能因為免疫力不全而感染骨髓炎，導致頸椎嚴重變形，雖然可以自己走路來門診，但臉只能看地上，完成沒辦法抬頭，必須立刻進行手術。

歷經二天共三次的手術，在頸椎前後做了完整角度矯正後，病患終於能夠抬頭挺胸見人。

矯正手術為什麼要分二天呢？

這是因為成年人的頸椎變形，大部份有一定程度的沾黏跟自體融合，必需依靠手術解除這些狀況，才能進一步作固定矯正。如同蓋房子之前，要先整地灌注牆壁等等，需要一定程度的先置作業，才能把房子蓋的穩固。

神經外科及骨科對於脊椎側彎或變形的矯正與否，有一套相當嚴謹的評估標準，因為這沒有辦法用很小的傷口去做微創手術，所以真正需要開刀而且有強烈意願的病患，基本上一定是長節段的脊椎變形。

為了能夠達到醫師計算後所需幫病患矯正的角度，長節段的手術存在一定程度的骨切除。

拜科技之賜，現在的脊椎手術，醫師在術前會利用電腦閱片系統先計算出所要切除的部份，手術的當下如無意外，就是照著術前計劃來執行。

這種「勞力密集」的手術，基本上需要三名非常熟練的神經外科或骨科醫師，有時甚至需要心血管外科醫師協助。一整天十二小時才能開完手術，甚至要二天的手術，二天各約需要十個小時的時間，這樣病患不至於一次麻醉太久，而醫療團隊也可以休息，安全的幫病患治療。

那麼，手術時為什麼要三名主治醫師？

因為這種勞力的手術在完全順利的情況下已經要十二個小時，如果有任何意外需要執行骨切除，一定要當下馬上決定馬上執行，如同在前線作戰的將軍一定要能夠做決定，否則戰敗的可能性大增。

相關文章

**脊椎矯型手術**
下冊第三章第十三篇

**脊柱手術導航**
下冊第三章第十八篇

## 非侵入性治療 建議選擇正規復健科療法

坊間經常有宣稱不用開刀的「另類療法」，甚至有病患表示確實能感覺到症狀改善（但常常只有二到三天有效），又是為什麼？

其實，任何另類療法，大概都可以做到肌肉按摩後暫時放鬆的效果。但如果不想受傷，又希望嘗試手術之外、真正有療效的非侵入性治療，可以考慮復健治療，如復健科增加核心肌群訓練等等……依靠專門的器具及專業的醫師協助，是比較安全的。復健的器具牽引，頂多只是無效，但不會造成病患進一步的傷害，是比較理想的選擇。

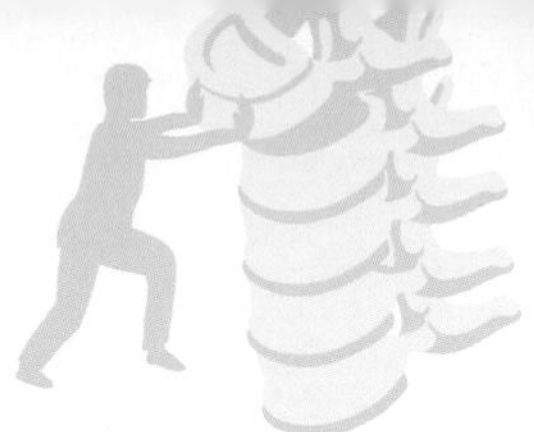

# 頸椎脊髓損傷

**柯金柱**
臺北榮民總醫院神經外科　主治醫師
國立陽明交通大學醫學系外科　講師

人之所以為萬物之靈，最重要的就是發達的神經系統。

因為有神經系統，當腦子裡想到要做某一個動作，瞬間這個指令就從頭腦出發、行經脊髓，再透過周邊神經傳達給最終的動作器官。

脊髓就像是高速公路，讓貨車載著從臺北來的貨物，依照不同的目的地，由對應的交流道下去，把貨物順利送到客人手中。如果哪一天高速公路在桃園路段發生崩塌，物品將無法順利往南送達，貨車也沒辦法順利從南部回到臺北。

頸椎脊髓損傷也是這樣的概念。

如果從腦部發出的指令走到頸椎就停住了，更下游的動作就會全部停擺。不只是雙上肢運動、雙下肢運動、大小便功能、性功能，甚至連呼吸、心跳都受到影響。反方向而言，從下半身來的感覺，包括軀幹及四肢，也都無法精準的傳回腦部，造成沒有知覺或是感覺異常。

脊髓損傷簡單分成較嚴重的完全型和較輕微的不完全型兩種，就像高速公路如果完全崩塌，南來北往的車輛將完全無法通行，如果只有部分路面損壞，那麼三線道縮成單線道還是可以通行，只是比較慢、容易有擦撞。

完全型脊髓損傷者下游所有神經功能全部停擺，而且通常不可逆；不完全型脊髓損傷者仍保有部分運動及感覺功能，但是動作變得不靈敏、感覺也變得異常而令人不適。

## 造成頸椎脊髓損傷的原因

脊髓存在於由脊椎骨包圍起來的神經管腔中，是重要而脆弱的組織。因為脊椎骨有如銅牆鐵壁般堅硬，會發生問題不外乎是骨折錯位、刀傷、槍傷導致脊椎骨被破壞，或是惡性腫瘤、感染化膿、骨刺增生、椎間盤移位、後縱韌帶鈣化等等因素，造成神經管腔內有額外增生的物質壓迫到脊髓。

更多的情形則是以上兩者同時並存。比如老人家原本就長了頸椎骨刺，而在一次從樓梯摔倒的意外後，因為劇烈扭傷了脖子，而造成頸椎脊髓損傷。

臨床上常見的頸椎脊髓損傷原因有很多，像是：

- 車禍：高速撞擊下，讓柔軟的脖子因為過度甩動而造成損傷。根據統計，頸椎脊髓損傷患者有超過五成是由於車禍造成的。在騎乘機車強制配戴安全帽立法後，因為車禍造成的頭部外傷死亡人數減少了，但卻增加了更多脊髓損傷的患者。
- 遭重物重壓、高處摔落：是頸椎脊髓損傷第二個常見的原因。但對六十五歲以上老人來說，高處摔落及跌倒則是造成頸椎脊髓損傷最主要的原因。
- 暴力行為：主要是鬥毆、刀傷、槍傷，在國外較常發生。
- 運動傷害：如美式足球這類容易有撞擊的運動，以及跳水、潛水等。
- 喝酒：不少上述患者同時伴隨喝酒，導致判斷力失準。
- 身體疾病：原本就有惡性腫瘤、關節炎、骨質疏鬆、感染化膿、骨刺增生、椎間盤移位、後縱韌帶鈣化、脊髓內血管瘤或血管畸型等容易造成神經壓迫的疾病，或是本身罹患僵直性脊椎炎導致脊椎變得沒有彈性。在前述狀況中，比常人更容易一受傷就折斷脊椎。

相關文章
**神經再生手術、神經生長因子（aFGF）人體試驗及其他實驗模型**
上冊第四章第八篇第271頁

## 造成頸椎脊髓損傷的危險因子

對應到上述的致病原因，不難發現造成頸椎脊髓損傷的危險因子有：

男性：占約八成。

年齡在二十到四十九歲之間：活動力最旺盛的年紀，幾乎占了頸椎脊髓損傷患者的三分之二，其中又以二十歲到二十九歲的發生率最高。

六十五歲以上：同時患有其他退化疾病，而且又容易跌倒。

愛刺激冒險的人：如跳傘、潛水、飆車者。

有脊椎骨關節疾病、及前述身體疾病的人。

## 頸椎脊髓損傷的治療

在損傷之初，應戴上頸圈固定頸椎，避免因不穩定而造成二度傷害。到醫院後，務求儘早進行手術減壓與固定，越早解除脊髓的壓迫，則越有機會恢復神經功能。

頸椎脊髓損傷的手術方式視情況而定，但經常需要進行後位頸椎手術再加上前位頸椎手術，才能夠達到充分的減壓與固定。

臨床上比較麻煩的地方在於若受損之處正好是掌管呼吸肌肉的上段頸椎神經，手術耗時較長、併發術後喉頭腫脹等呼吸道的問題時會加重呼吸衰竭。如果有這些現象，延長呼吸器的使用，甚至需要做氣管切口都是可以預期的。

手術前後或者不適合進行手術者，也可以給予類固醇來減緩神經腫脹。需要注意的是，中樞神經一旦受損，便很難完全復元，留下後遺症幾乎是預期中的事。

損傷的脊髓有沒有機會被修復呢？

近年來，臺北榮總神經外科積極進行脊髓損傷神經修復的第三期人體試驗，對於傳統上認為無法治療的脊髓損傷患者，不失為一個可以考慮的方向。待手術治療穩定之後，即應儘早進行復健治療。

脊髓損傷的復健療程與一般骨關節疾患的復健方式有極大差異，需找到特殊專業的醫療機構，方可達到最大幫助。

相關文章
神經損傷及復健
上冊第三章第八篇第179頁

## 頸椎脊髓損傷的合併症

因應運動與感覺神經功能的失調，臨床表現會合併下列方面問題：

- **神經性膀胱：**因無法隨意放鬆括約肌而無法自行解尿、或排空不完全，需要留置導尿管，或者學會自行導尿。當膀胱緊張，膀胱內壓力增大，則容易使尿液逆流回腎臟，長期而言會造成腎功能損傷。解尿不順與尿液逆流也會導致反覆發生泌尿道感染。
- **腸道蠕動失調：**通常是因腸道蠕動變慢而容易產生便秘，需要增加蔬果與水份的攝取以減少便秘發生。然而，因為前述解尿問題，患者往往不願意多喝水，而造成便秘惡化。必要時可以使用軟便劑與灌腸。
- **表皮感覺異常：**受傷節段以下的身體表面感覺會變得奇怪，原本很普通的觸感可能會變得像燙傷或觸電般的不適，連正常的溫覺也被過度放大成冰的或熱的感覺。另外有些患者會有軀幹被綁住的約束感，也是感覺神經異常的關係。這些情況需要使用安定神經的藥物、配合復健治療來改善。

- **血管循環系統失調**：包含姿態性低血壓、下肢回流不良、深部靜脈栓塞、肺栓塞；另外也可能因自主神經亢奮而造成血壓過高。這些血管循環的問題可以透過復健治療來調節。
- **呼吸系統問題**：頸椎神經控制負責呼吸動作的橫隔膜，所以頸髓損傷患者的呼吸會特別費力，有些患者需要進行氣管切口、使用呼吸器。若長期吸氣不夠深長，容易有痰液堆積在肺部而引發肺炎；除了自主訓練深呼吸，有時化痰藥與拍痰的動作也是必要的。
- **肌肉張力**：脊髓損傷患者不只會麻痺沒力氣，更麻煩的是有時會有不自主的張力過強問題，可以使用肌肉鬆弛劑配合復健治療以減輕張力。
- **健康問題**：因肢體無力導致活動大量減少，引起肥胖、糖尿病、心血管疾病等健康問題。
- **性功能障礙**：患者很多都還很年輕，有性方面的需求，但脊髓損傷男性患者可能會有勃起或射精困難，而女性患者則會有不夠潤滑的困擾。
- **疼痛**：為了克服麻痺帶來的運動障礙，可能會過度使用某些肌肉或關節而引起傷害。另一方面，前述的感覺異常或神經痛也造成惱人的疼痛。這種情形在不完全損傷患者身上更常發生。

- **憂鬱**：應付上述壓力，與害怕面對未來的焦慮，患者多多少少還是會引發憂鬱，適度給予抗憂鬱藥物，對精神與神經都有幫助。

相關文章

**脊髓損傷之醫療與心理支持**

上冊第五章第二篇第290頁

# 臂神經叢損傷

**葉美吟**　臺北榮民總醫院神經外科　主治醫師

人類演化為兩足站立動物，騰出萬能的雙手，創造了人類文明，從此成為萬物之靈。

人類之所以可以控制手臂、手腕、手掌以及手指活動，做出日常生活中舉手、用鍵盤打字、運動、操作儀器等精細動作，主要功臣就是臂神經叢。

臂神經叢是從頸椎第五、六、七、八節及胸椎第一節脊髓主幹分出的神經根，匯聚成一個延伸至手臂的神經網絡。

臂神經叢最常因為重物壓傷、意外拉扯、腫瘤侵犯、放射線影響，甚至是在生產的過程中造成的新生兒臂神經叢損傷。當損傷時，脊髓神經到整個上肢的神經網路都會受到影響，可能無法隨意使用雙手，甚至可能喪失此區域的感覺。

臂神經叢損傷的嚴重程度隨著損傷部位及範圍有所不同，有些病人經過治療可以回復正常生活，但嚴重者也有可能因為無法良好使用、感知手臂動作，而造成永久失能。

## 不同類型的臂神經叢損傷

當臂神經叢神經被不斷拉伸而導致受傷時，稱為臂神經叢神經失用症，有壓迫和牽引兩種可能的機轉。

在壓縮性損傷中，臂神經叢的神經根通常由於頭部的旋轉而被壓迫，常發生於老年人，壓迫性神經失用症是最常見的損傷方式。

當神經被牽扯拉動時就會產生牽引性神經失用症，通常是向下拉扯，此種損傷方式並不常見，在青少年或年輕人較多。這些損傷常使病人的臂神經叢區域有燃燒感及刺痛感，也有可能會感到如電擊般的痛感。

另一種損傷方式是臂神經叢撕裂。這是因為臂神經叢被過度強力的拉伸而造成部分或完全撕裂，比神經失用症更加嚴重，可能造成肩部、手臂或手部無力，甚至使某部分肌肉無法使用，也可能產生劇烈疼痛。依據撕裂的嚴重程度和部位決定治療方式，通常可以透過手術修復。

當神經組織受傷時，例如手術過程的切口，神經組織會試圖自我修復，就可能產生疤痕組織，這種疤痕組織稱為神經瘤，可能成為臂神經叢的一個疼痛位置。臂神經叢瘤通常以切除疤痕組織來治療，將其覆蓋或接到其他神經上，避免形成另一個神經瘤。

臂神經叢神經炎是一種罕見的進行性臂神經叢疾病，常會導致突然、嚴重的肩膀和上臂疼痛，並可能從疼痛發展成無力、肌肉流失，甚至感覺喪失，常受影響的部位包括肩部及手臂，但也有病例影響到下肢和橫膈膜。

造成此類臂神經叢神經炎的病因尚不清楚，可能跟感染、損傷、分娩或其他因素產生的自體免疫反應有關。

當臂神經叢的神經根與脊髓神經完全分離時，就會發生臂神經叢撕脫。主要因為外傷造成，例如汽車或機車事故，而且撕脫比撕裂更加嚴重，通常會引起劇烈疼痛，很難且常不可能將撕脫的神經根的根部接回原本的脊髓神經，所以會導致永久性的無力、癱瘓和失去感覺，進而造成病人失能。

## 新生兒臂神經叢損傷

新生兒的臂神經叢十分脆弱，約每一千次生產過程中，就有一至兩個嬰兒會發生臂神經叢的損傷。尤其是體型較大、頭部遠離肩部、胎位是臀位，以及分娩時間太長的嬰兒，都可能產生臂神經叢損傷。

分娩過程中，如果肩膀卡在恥骨下方造成肩難產時，也可能導致臂神經叢損傷。另外，患有糖尿病的孕婦，也較容易發生新生兒臂神經叢損傷。

新生兒臂神經叢損傷造成的症狀包括：歐柏氏麻痺及克隆普氏麻痺。

歐柏氏麻痺是一種上臂叢神經常見的損傷，會導致肩膀周圍麻木和喪失活動，手肘無法彎曲、無法抬離手臂、無法自行使用手部進食。

克隆普氏痲痺較為少見，主要影響下臂叢神經，使手腕和手部運動及感覺功能喪失，例如無法移動手指。

上述的損傷嚴重程度天差地別，部分病人可以自我痊癒，大部分病人則需通過物理及職能治療就可以恢復大部分，甚至完全的正常功能；少部分病人需要透過手術介入才能得到較好的預後。早期診斷和治療，將可以改善長期的預後結果。

## 成人的臂神經叢損傷

- 鈍挫傷：跌倒、墜落拉扯、機械事故、汽機車事故等。
- 運動損傷：尤其像美式足球這類接觸性碰撞運動，更容易造成損傷。
- 槍傷：子彈撕裂或擦傷神經，或因熱能影響神經。
- 醫療創傷：神經在外科手術過程不慎被切斷、壓迫，或是手術過程中因為注射或定位而受損。

- 癌症：腫瘤侵犯臂神經叢。
- 放射治療：該區域的放射線治療可能傷及神經。

## 臂神經叢損傷的診斷

門診時，醫師除了進行基本的身體檢查和神經學檢查，同時也會安排頸部和肩部的放射線檢查，判斷是否有骨折或是其他骨頭和附近緻密組織的傷害；也可能進一步安排更精密的影像學檢查，例如電腦斷層、核磁共振造影來進一步顯示臂神經叢損傷情形。

利用神經學檢查及精密的影像學和電生理檢查，可以得知損傷部位的位置，例如神經節前或是神經節後的損傷；當可以精準判斷是何處損傷時，就能制定較完整的治療計畫。

如果是神經節前的損傷，可以選擇神經轉接的方式，將失去神經支配之肌肉的功能恢復；若是神經節後的神經損傷，則視情況可以考慮保守治療或是神經移植治療。

常用的影像檢查包括標準脊髓造影、電腦斷層脊髓造影、傳統核磁共振和核磁共振脊髓造影；也會安排神經電生理檢查，例如神經傳導檢查及肌電圖。這些檢查需要每幾週或幾個月重複一次，以便觀察疾病變化。

## 臂神經叢損傷的治療

大多數的臂神經叢損傷不一定需要特別治療，例如因暫時神經牽伸造成的神經失用症，或是生產過程造成的嬰兒臂神經叢損傷，通常數週甚至數月的時間，便能自己痊癒。但較嚴重的臂神經叢損傷，則需要手術介入治療。

不需手術治療的臂神經叢損傷，可以考慮以物理治療或職能治療，透過訓練運動幫助控制手臂、手部肌肉力氣及動作精準度，也可舒緩受傷後變得僵硬的關節和肌肉筋膜。

另外，可使用口服藥物或外用藥膏舒緩損傷後的疼痛，輔具的使用也可幫助日常活動的進行。

需要緊急手術處理的狀況包括血管損傷、開放性穿刺傷等。

如果是創傷造成完全癱瘓的臂神經根損傷，在受傷後一至二週內可考慮手術治療；如果是因為人為傷害，例如固定骨折的骨釘骨板壓住神經，也需要儘早利用手術進行神經減壓，尤其是臨床上功能無回復，及肌電圖檢查顯示有完全去神經現象時。

嚴重的臂神經叢損傷則可能需要手術治療。然而神經的生長及修復十分緩慢，並非術後可立即恢復，需持續進行復健治療，可能要數月到數年的時間才能觀察到成效。損傷後半年內進行臂神經叢手術，通常可得到最佳成效。

## 臂神經叢損傷手術的選項

- 神經修復：將已被撕裂或斷裂的神經重新連接。
- 神經解離：移除受傷神經上的疤痕組織，以促進神經傳導並增加功能。
- 神經移植：利用一段身體其他部分的健康神經，將受傷神經的兩端連接起來以幫助癒合進行。常是因為已斷裂的神經組織攣縮後，無法直接重新連接，所以需要一段健康神經當橋樑幫助連接。

- 神經轉接：通常是將一段非主要神經但仍有功能的神經接到損傷的神經上，重新生長後創造新的神經網絡。
- 肌腱和肌肉轉接：將身體其他部位較不重要的肌腱或肌肉轉移至手臂以恢復功能。

相關文章
**神經損傷及復健**
上冊第三章第八篇第179頁

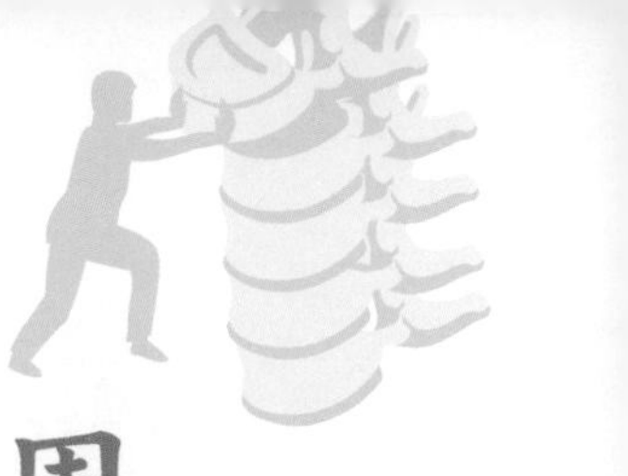

# 周邊神經壓迫症候群

郭懿萱
臺北榮民總醫院神經外科 主治醫師
國立陽明交通大學醫學系外科 講師

你有沒有這樣的經驗？滑鼠用久了、手很麻很痛？在桌上趴著睡午覺，醒來發現無名指和小指麻掉不能動？

這些都是因為神經短暫被壓迫所造成的。

常見的「腕隧道症候群」和「肘隧道症候群」都是惱人周邊神經壓迫症候群，但其實身上可能發生被壓迫的神經很多，類似的症狀更是不少。

## 周邊神經是什麼？為什麼會被壓迫？

「中樞神經」指的是腦和脊髓；由腦和脊髓分支出來的神經，就稱為「周邊神經」。周邊神經從脊髓出發，匯集成大條的神經；而這些神經得穿過骨頭、肌肉、肌腱、韌帶之間的空腔或縫隙，並逐漸分支成較小條的神經，才能到達目的地，進而負責支配區域的感覺或運動功能。

反覆的高強度運動、姿勢不正確、外傷，都可能讓神經周圍的組織增生，壓迫神經。這樣的壓力會造成供應神經的小動脈缺血或靜脈回流不良，產生神經水腫、發炎，進而造成神經的纖維化、去髓鞘變化，及軸突損傷。局部外傷、骨折、腫瘤或腱鞘囊腫也會壓迫神經，產生症狀。

人體所有的神經途徑都可能受到壓迫，但由於解剖構造的不同，某些地方特別容易產生「壓迫點」。

## 上肢的周邊神經壓迫症候群

臂神經叢：周邊神經從頸椎脊髓分支出去後，會先形成網狀的臂神經叢，之後再交錯成不同的上肢神經。肩難產、車禍及運動傷害，都是臂神經叢損傷的常見原因。

腋神經：腋神經穿過肩膀後外側的四角空間後，支配負責肩膀和上臂活動的肌肉。當肩膀脫臼、肩膀承受向上壓力（如：不正確地使用腋下拐杖）、反覆過度承重（如：揮棒擊球、游泳）、肩旋轉肌袖修補手術時不慎受傷，就可能



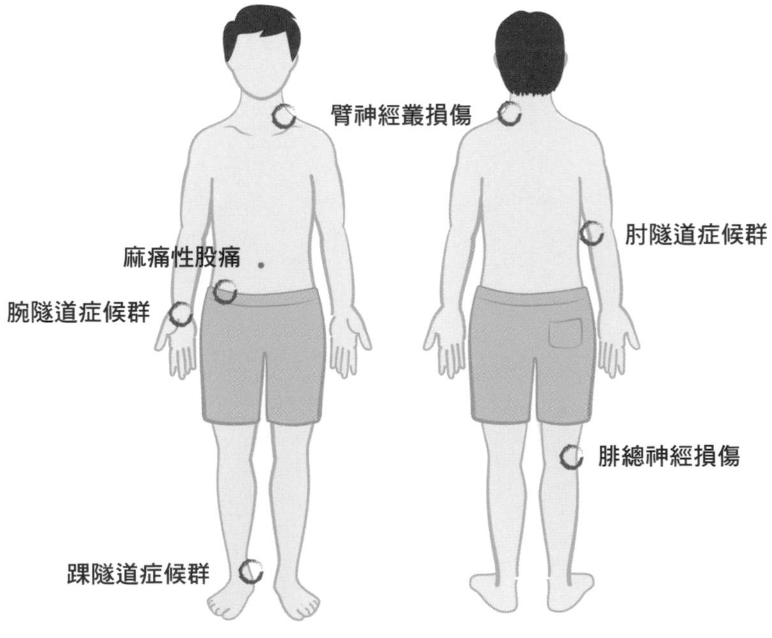


常見的周邊神經壓迫症候群

造成四角空間症候群。這個部位的腋神經損傷會讓上臂舉過肩或拋擲時感到無力，也可能使上臂的外上側產生麻木感。

胸長神經：胸長神經一路穿過肩膀的肌肉和肋骨、支配負責將肩胛骨內側向前拉的肌肉。因為行經路徑很長（通常超過二十公分），肩膀受傷或任何讓神經反覆拉扯的運動（如：網球、游泳、棒球）都可能導致胸長神經損傷。手臂舉過肩時會加重肩膀和脖子的疼痛，手臂向前上舉時也會無力、肩胛骨突起。

脊副神經：當脖頸到肩膀的中間段，往下延伸至背部的斜方肌受傷、肩膀脫臼、頸部手術（如：頸部淋巴廓清術、頸動脈內膜切除術、淋巴結切片）不慎傷到脊副神經，就會造成肩膀疼痛和無力。檢查會發現兩側肩膀不對稱，患側肩膀較為下垂、無法聳肩、甚至斜方肌萎縮，可能合併手臂上舉困難。

肩胛上神經：肩胛上神經支配肩胛後方的棘上肌和棘下肌，長期上舉過頭的負重可能造成肩胛上神經損傷，肩關節唇撕裂也可能在肩胛上切肌形成囊泡、壓迫神經。症狀根據受傷部位有所不同，若只有棘下肌受到影響，會讓上臂無法外旋；若同時有棘上肌無力，則會合併有手臂上舉困難。

正中神經：正中神經由臂神經叢交錯匯集而來，經過腋下、上臂、手肘、前臂、到手掌。

- 旋前圓肌症候群：反覆的前臂旋轉（如：工匠、技師、舉重）容易造成正中神經壓迫、產生神經損傷。症狀為前臂旋轉、手掌向下翻時會產生前臂疼痛，在手肘打直的情況下會更嚴重。此外，也可能合併前三指麻、及拇指根部魚際隆起處感覺喪失。
- 前骨間神經症候群：前骨間神經是正中神經在前臂的分支，神經炎、肘關節脫位、骨折造成的深層肌肉血腫、骨折復位時的壓迫都可能造成前骨間神經損傷，導致拇指和食指無力，無法比出ＯＫ的圓。
- 腕隧道症候群：是最常見的周邊神經壓迫症候群。正中神經在手腕處穿過腕隧道進入手掌，支配部分手部肌肉和前三指半的感覺。糖尿病、尿毒症、甲狀腺低下、肥胖、心臟衰竭、手或手腕受傷都是已知的危險因子；如果工作得反覆用力抓握，也容易產生職業傷害。

「腕隧道症候群」的症狀通常從晚上感覺手麻開始，麻的範圍在靠拇指側三指半的位置；需要彎曲手腕的動作（如：開車、編織）會加重手麻。更嚴重的會有手掌肌肉無力、手指不靈活，甚至手掌肌肉萎縮。腕隧道症候群和頸椎椎間盤壓迫的症狀有時很難區分，得仰賴詳細的理學檢查、神經傳導檢查和磁振造影才能確認。

橈神經：橈神經由臂神經叢交錯匯集而來，繞過手肘外側，分支為淺層的皮神經和深層的後骨間神經。

- 橈隧道症候群、後骨間神經症候群：都是因為後骨間神經在橈隧道受到壓迫所造成。橈隧道是由肌肉和筋膜構成的通道，長期、反覆的前臂內外旋轉（如：裁縫師、營造工人、或過度健身）會增加肌肉對神經的壓力。

「橈隧道症候群」以疼痛為主，造成的前臂痠痛會因為反覆的前臂旋轉而加劇；前臂也可能因為疼痛而不敢用力。如果在手臂向前伸直、前臂向內旋時將中指向上彎曲會引發疼痛，就可能是橈隧道症候群。

橈隧道症候群的症狀和網球肘非常類似，唯一的差異是：網球肘有一個明確的痛點，也就是肘關節的外側，而橈隧道症候群的疼痛點約在手肘外側遠端五公分處。

「後骨間神經症候群」則以肌肉無力為主，造成拇指和手指下垂，手腕可以伸展、但會偏向橈側；通常沒有感覺異常，少部分人會有前臂或手腕疼痛。

• 手銬神經病變：又稱為「華滕伯格氏症候群」或「感覺異常性手痛」，橈神經的分支繞過腕隧道的外面進入手背，若手腕被壓迫太緊就有可能受傷，常常因為手銬太緊而造成，因而得名。腕帶、手鐲、腕表、護腕太緊或是手腕外側受傷也可能產生此病變，症狀為手背拇指側三指半區域麻痛。

尺神經：尺神經由臂神經叢交錯匯集而來，經過腋下、上臂、手肘內側、前臂、到手掌。

• 肘隧道症候群：尺神經在手肘內側的位置十分表淺，很容易因為拉扯、外傷或慢性壓迫產生神經損傷；趴睡醒來後的手麻往往就是肘隧道壓迫造成，而拋擲運動員也容易有肘隧道症候群。症狀為第四、五指麻木、手肘疼痛延伸至手部，且可能隨著手肘彎曲而更加嚴重。嚴重者會有手指肌肉萎縮及四、五指屈曲。

• 尺隧道症候群：又稱為「蓋氏通道症候群」或「自行車騎士麻痺」，尺神經在手腕處穿過靠近小指側的尺隧道（又稱蓋氏通道）進入手掌，由於自行車騎士會長時間將掌根靠在把手上、同時手腕過度向後彎，容易造成尺隧道神經壓迫而得名。其他會讓手腕長期震動的動作（如：使用鑽地機、揮拍擊球）也是好發原因；症狀以四、五指麻痛為主，手指無力較少見。

## 下肢的周邊神經壓迫症候群

腰薦神經叢：腰椎和薦椎神經根離開脊椎後，會形成網狀的腰薦椎神經叢，穿過腰肌、經過後腹腔，交錯分支成不同的下肢神經，再沿著骨盆壁進入大腿。骨盆骨折位移產生的神經拉扯、胎兒過大而骨盆過小造成的骨盆入口壓迫，以及後腹腔血腫或膿瘍……等腹部或骨盆的問題，都有可能傷到腰薦神經叢。症狀根據受傷部位差異很大，疼痛可能位於背部、骨盆、腹股溝或下肢，大腿肌肉無力或感覺異常也有機會出現，部分甚至合併大小便失禁。

股神經：股神經從腰肌中的腰薦神經叢分支而來，壓迫多發生在後腹腔或腹股溝，如生產及某些泌尿科或婦科手術採用的截石術臥位姿勢，會拉扯股神經、並讓腹股溝內的壓力增加；後腹腔出血也會壓迫股神經。在腹股溝，股神經走在血管旁邊，也因此置放動脈或靜脈管路時有傷到神經的風險。症狀為大腿彎曲和膝蓋伸展無力、及大腿前內側和小腿內側麻木。

股外側皮神經：過緊的腰帶或褲子、常常把筆電放在大腿上使用、肥胖者的大肚腩、肝硬化者的腹水，或是車禍時安全帶的受力，都可能壓迫到股外側皮神經，而產生「麻痛性股痛」。症狀為大腿前外側的燒灼感、麻木及感覺異常。

隱神經：股神經側支的延伸，支配小腿和腳內側的感覺。因為路徑長，可能受傷的部位很多，常見的有膝蓋受傷或膝關節手術時傷到髕骨下分支，造成膝蓋內側疼痛，膝蓋彎曲或使用護膝會使症狀加重。若取用大隱靜脈進行心臟繞道手術，也可能傷到隱神經，產生小腿和腳內側疼痛、麻木、感覺異常。

腓神經：腰薦神經叢分支出坐骨神經、穿過大腿後側，在膝窩上方分支成腓總神經和脛神經。腓總神經淺支往下負責小腿外側和腳背的感覺，以及讓腳板外翻的動作。而深支往下進入腳背，負責大腳趾的感覺、讓腳板往上翹，以及腳趾向上彎的動作。

- 腓總神經壓迫症候群：是第二常見的周邊神經壓迫症候群。最常見的壓迫點在小腿上外側、腓骨頭的位置，可能因為外傷、打石膏或麻醉狀態下受壓過久、或習慣性翹腳而造成；蹲太久也可能過度拉扯神經，造成傷害。腓總神經損傷的症狀有：垂足、腳踝無法向上向外翻、腳趾無法向上翹、小腿外側和足背麻木，及跨閾步態。因為垂足，走路時必須將腳抬很高，膝蓋過度彎曲。
- 淺腓神經壓迫症候群：常見於反覆腳踝扭傷或長時間跪坐，造成神經拉扯受傷；舞者、運動員，或是腳踝韌帶不穩定者，可能讓小腿內側肌肉肥大、壓迫神經；腳踝手術或關節鏡也可能傷到神經。症狀根據受傷部位有所不同，包含小腿內側疼痛可能延伸至腳背，而且症狀在活動時會加劇。常扭傷的人可能會抱怨扭傷的疼痛一直不會好。
- 深腓神經壓迫症候群：又稱為「前踝隧道症候群」。前踝隧道是由踝關節和下伸展肌束帶組成的通道，位於腳背內側。反覆扭傷、腳踝韌帶不穩定、鞋子穿太緊都可能壓迫神經，造成腳背疼痛或燒灼感，症狀在活動或腳板向下踩時會加重。

脛神經：踝隧道位於腳踝內側，脛神經由坐骨神經分支出來後，往下穿過踝隧道後分為內外兩條分支，支配足部肌肉和腳底的感覺。腳底向外翻和向下踩都會讓踝隧道變窄；靜脈曲張、下肢水腫或類風溼性關節炎等也會造成神經壓迫，也就是「踝隧道症候群」。踝隧道症候群會產生腳踝內側、腳跟及腳底的疼痛、麻木和感覺異常，也可能有腳抽筋、腳趾無法向下彎和打開及腳底肌肉萎縮。症狀白天較嚴重，尤其是在久站、走路或跑步的時候。

腓腸神經：多數人的腓腸神經由腓總神經和脛神經的分支在小腿後方交會而成，往下繞過腳踝外下方繼續向前，負責下三分之一的後外側小腿、腳踝外側及腳外側的感覺。常見的壓迫點在腳踝或腳的外側，通常由外傷引起，或是阿基里斯腱發炎、壓迫神經。症狀為腳踝和腳外側燒灼、麻木或疼痛，運動或晚上睡覺時會加重。

## 神經被壓迫了，該怎麼辦？

若是懷疑有周邊神經壓迫，通常需要神經傳導檢查、搭配影像（超音波、磁振造影）來幫助醫生確認診斷。如果神經壓迫不是腫瘤或外傷因素造成，第一線治療以休息為主，希望能避免症狀惡化。若保守治療無效，就可能得考慮手術減壓，以改善症狀。

相關文章
**神經電學生理檢查**
上冊第三章第一篇第136頁

# 第三章

# 檢查與藥物

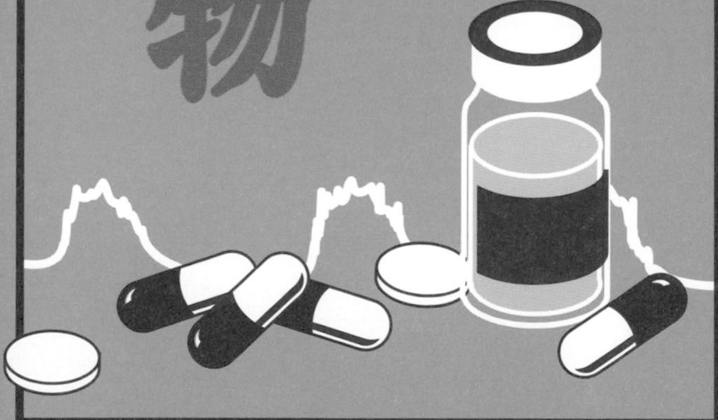

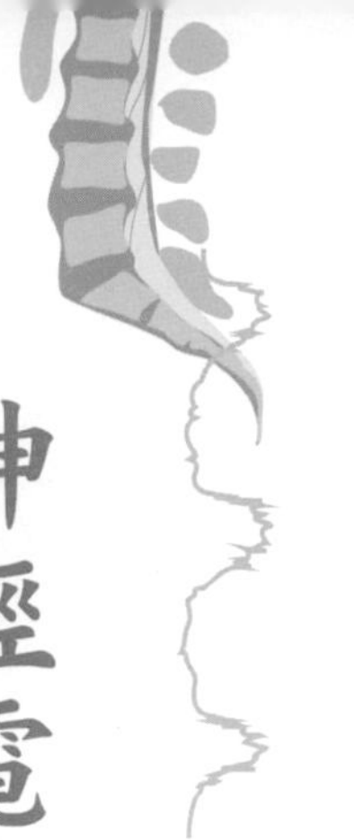

# 神經電學生理檢查

**黃士峯**
臺北榮民總醫院神經修復科　主治醫師
教育部審定　助理教授

評估患者的神經狀況，除了使用臨床神經學檢查和影像學檢查，神經電學檢查也是常使用的神經功能客觀檢查。

神經電學檢查利用儀器設備來測試及模擬人體的神經傳導狀況，紀錄人體產生的電氣訊號反應，分析判讀後可協助臨床醫師診斷病人病況。

人類透過神經傳導物質以及微量的電流交替轉換過程來傳遞神經訊號，因此可以利用外加的電流從體外直接刺激神經，以電極紀錄相對應位置的電位波形，來評估神經功能是否正常。

神經電學生理檢查可以判斷神經或肌肉損傷的疾病類型、損傷的位置及嚴重程度，協助診斷病因和決定治療的方向，也可以用來追蹤神經恢復的程度。

## 常見的神經電學生理檢查

**・感覺誘發電位：**

利用微量電流刺激身體感覺接受器或周邊感覺神經，模擬人體感覺訊號傳遞的過程，電流經由周邊神經傳遞到脊髓，再由脊髓傳遞到腦部，腦部再加以分析判斷。檢查時除了電刺激，同時會利用在受檢者頭部、脊髓及末梢神經近端安置的電極，測得誘發電位。

這類感覺訊號通常非常微小，需要在安靜不受干擾的環境下，透過多次的電刺激，將收到的許多訊號加以平均，並消除干擾的訊號，才可以得到感覺誘發電位的波形。這個檢查可以判斷感覺訊號經由周邊神經傳導到腦部的途徑是否有異常。

**·運動誘發電位：**

利用強力的電刺激或磁刺激來激發大腦皮質產生電流，電流訊號經由脊髓神經傳導到周邊運動神經，在相對應的末端肌肉紀錄到動作電位訊號。這個檢查可以判斷運動神經訊號從腦部到肌肉傳導途徑的完整性。

強力的電刺激會有明顯的疼痛感，因此目前多利用磁力線圈產生磁刺激來做檢查；檢查時患者還是會感覺頭部受到刺激，在手部或腳部則有肌肉抽動的現象。由於是藉由強力的磁場產生刺激，因此有癲癇病史、身體內裝置有電刺激儀器或心律調整器、有腦部血管瘤鉗夾固定的患者，不宜接受本項檢查。

**·神經傳導檢查：**

包括運動神經傳導檢查和感覺神經傳導檢查兩種。

運動神經傳導檢查是將電極貼片放置於欲檢查的肌肉上，再利用微小電流刺激運動神經，產生肌肉收縮，紀錄周邊運動神經傳導的訊號。感覺神經傳導檢查則是利用微小電流刺激欲檢查的感覺神經，在相對應區域利用電極貼片紀錄產生的感覺神經傳導波形。

神經傳導檢查使用的電量在安全的範圍內，而且刺激的時間非常短，受檢者只有被電到一下的感覺，雖然略有不適感，但不會對人體造成傷害。對周邊末梢神經而言是項重要檢查。

### • 針極肌電圖檢查：

醫師將針極插入肌肉中，先觀察靜止時的肌電波狀況，再請受檢者稍微用力，在同一個穿刺點為了得到最多的電波訊號，醫師會改變針極的深度及位置，最後再請患者用力收縮肌肉，來觀察運動單元動作電位的徵招現象。

肌電圖檢查可以判斷肌肉以及神經的相關疾病，是神經受傷後很重要的客觀檢查。檢查時，會使用專用的檢查細針，穿刺進入肌肉後紀錄肌肉的電波訊號，僅單純紀錄訊號，沒有施加電量，類似於打針或是針灸的感覺。

醫師會依據患者的病況選擇相對應的肌肉來做檢測，盡量以最必要、最少量的檢查針數來達到診斷的目的，大部分的患者都可以接受並完成檢查。

接受針極肌電圖檢查時，需注意是否有凝血功能疾病，或是服用抗血小板或抗凝血藥物。如有上述狀況，檢查結束後需要延長加壓止血的時間。

神經受傷後，其所支配的肌肉會產生特有的去神經變化，但會於神經受傷後二至三週才出現，因此受傷後太早接受針極肌電圖檢查，會沒有辦法確切發現神經的變化。

## 結論

神經電學生理檢查除了可以協助醫師診斷患者的病情，判斷神經損傷的嚴重程度及部位，還可以追蹤神經恢復的狀況。檢查的操作及結果的判讀需要醫師專業的相關醫學知識及經驗。希望患者了解這些神經檢查的目的以及實行的方式原理後，能安心地完成檢查，協助臨床醫師能完整判斷神經功能狀況。

# 脊椎相關的放射線檢查

吳慶蘭
臺北榮民總醫院放射線部 主治醫師

放射線（影像學）檢查項目包括 X 光、骨密度儀、電腦斷層、磁振造影。

## 脊椎 X 光

X 光片是最為人熟知、常見、可近性極高的基礎影像學檢查。主要是用來於排除明顯的骨蝕性、成骨性病灶，也可以評估脊椎排列狀況，如：滑脫、側彎、後凸、脊椎體間隙變小（常因椎間盤受損所致），以及神經孔大小。

需要進行脊椎放射線檢查時，臨床醫師會開立一般脊椎放射線檢查，通常拍攝正位及側位各一張，也常會視情況加照左右斜位相各一張、或前後彎各一張，用來評估脊椎排列的整體狀況。

## 雙能 X 光吸收儀 測量骨質密度

在脊椎疾病中，骨質密度的評估同樣扮演重要角色。骨質密度檢測儀利用放射線原理，在受檢部位照射不同能量的放射線，儀器採計受檢者身高、體重後得到體內骨質密度；儀器會將個人骨質密度數值與健康年輕族群的骨質密度做比較後，得到一個稱為「T 評分」的比較值。

目前，國際認定的骨質診斷黃金標準，就是利用雙能 X 光吸收儀掃描腰椎第一到第四節，以及雙側髖關節的數據後，採用其中最低的 T 評分所在區間做為診斷依據。

骨質密度正常者的 T 評分要大於等於負一，一旦出現輕微的骨質流失（T 評分介於負一點零與負二點五之間）或是骨質疏鬆（T 評分小於等於負二點五）時，都可能引

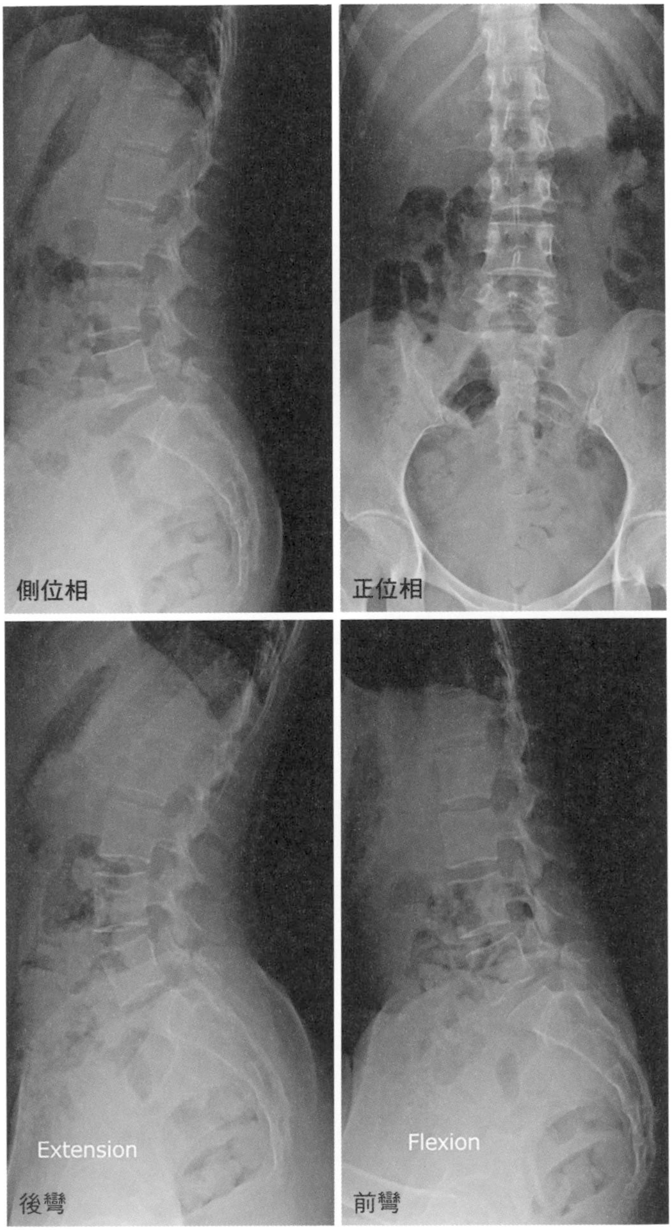


圖 1　脊椎 X 光片

發背痛；骨質密度的好壞更和日後的治療方針息息相關。

上述檢測部位如果曾經接受過脊椎及髖關節手術，包括：腰椎、薦椎固定、髖關節置換、或骨折內固定等情況，有金屬植入物時，會改為檢測非慣用手橈骨前三分之一處作為診斷依據。

## 脊髓攝影已被磁振造影取代

脊髓攝影是一項較為傳統的檢查技術，經由腰椎穿刺術，將含碘對比劑注入蜘蛛網膜下腔後，放射線透視攝影下呈現出脊髓腔、脊髓與神經根的外觀，檢查脊椎是否存在具有壓迫性的實質病灶。

但這項檢查屬於微侵襲性，加上診斷效力侷限，

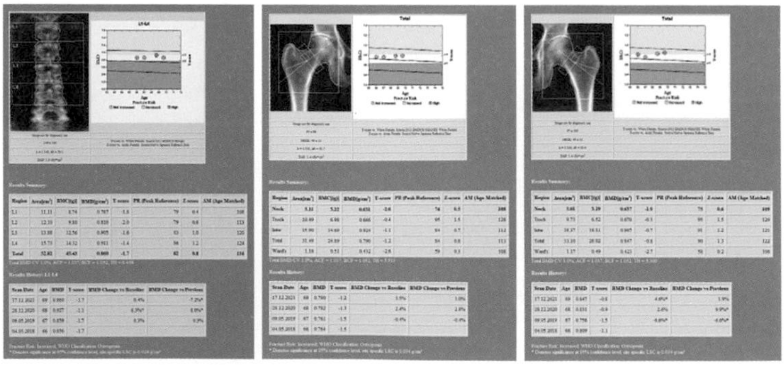

圖 2　骨質密度檢查報告

目前已鮮少使用，而改用磁振造影檢查並適時搭配靜脈注射含釓對比劑，幾乎可以完全取代脊髓攝影。

## 電腦斷層掃描 診斷輔助利器

脊椎電腦斷層利用放射線原理，特色是掃描時間短，可提供橫剖面細切影像，經由影像重組技術可快速得到矢狀、冠狀面影像，甚至是三維立體影像，提供直觀又生動的診斷輔助。

針對常見的脊椎疾病，包括：腰椎退化性關節炎、椎間盤突出程度、小面關節症候群、脊椎側彎，都可以藉由電腦斷層掃描得到詳細的評估。但在神經根或脊髓的病理性變化，以及蝕骨性病灶上的診斷，電腦斷層掃描的精準性則稍弱，臨床上會視情況加上靜脈注射含碘對比劑後再進行掃描，或搭配磁振造影影像做完整詳細的評估。

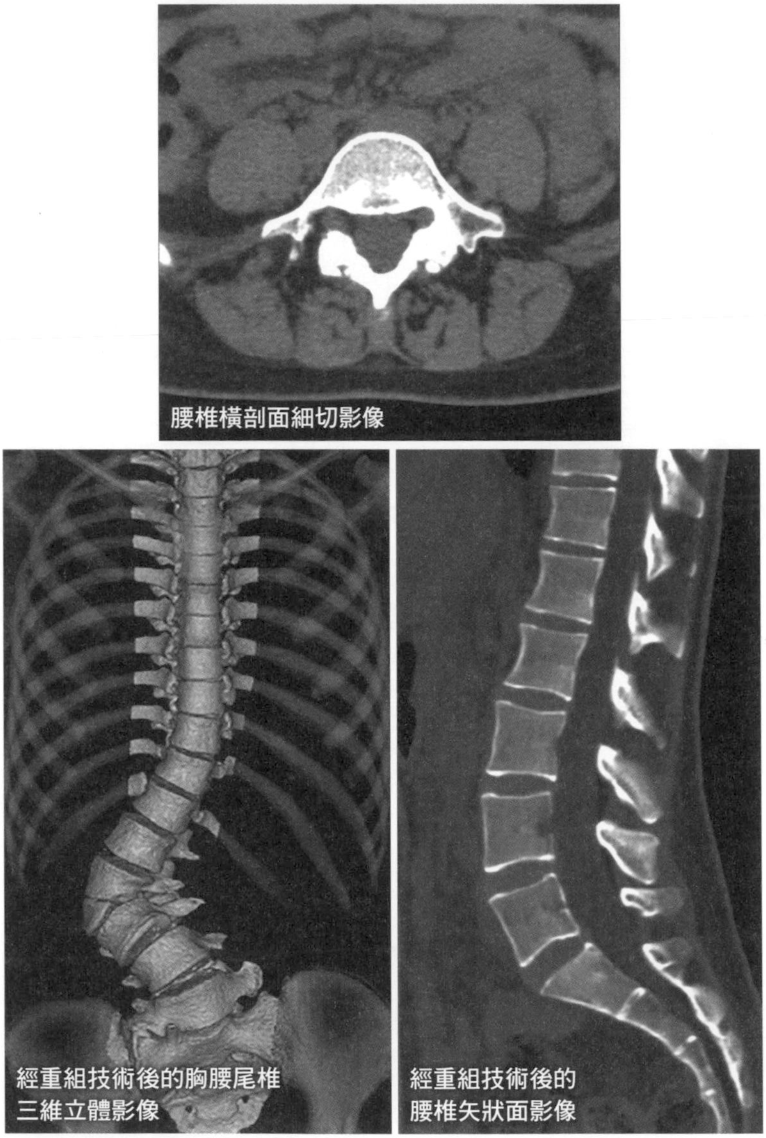
腰椎橫剖面細切影像
經重組技術後的胸腰尾椎
三維立體影像
經重組技術後的
腰椎矢狀面影像

圖 3　電腦斷層

## 磁振造影 診斷脊椎疾病的高階影像工具

磁振造影是最常被運用在脊椎疾病診斷的一種高階影像工具。

磁振造影的成像原理是利用高磁場下人體組織內水分子所含的氫原子核，經電磁波刺激後改變排列方向，進而產生影像訊號。它的特色在於可以清楚評估脊椎骨、椎間盤（軟骨）、脊髓神經、脊髓腔、以及神經根。

磁振造影的一大優點是完全沒有輻射線，而且對於所有軟組織結構的評估都遠優於電腦斷層。

但磁振造影也不是沒有缺點。最大的缺點是檢查時間較長，就連不需要對比劑的基本檢查都需耗時約二十到三十分鐘，如果還需要加對比劑造影，則會延長十到十五分鐘不等。

由於磁振造影的受檢環境是高磁場狀態，檢查時受檢者須移除身上所有金屬物品，例如：鑰匙、手機、手錶等，（貼身）衣服上的金屬鈕扣、拉鍊都需要事先更換下來。受檢部位若有金屬植入物時，影像將會出現金屬假影，可能影響醫師判讀、診斷。

若體內裝有心律調節器，則須經專業調整後，才能進入檢查室受檢；裝有舊式、非鈦金屬的金屬植入物甚至可能不宜進入磁場受檢。

至於懷孕婦女能否受檢？過去普遍認為應避免於第一孕期受檢，但近年國際間已有大型研究認為懷孕早期接受磁振造影檢查對胎兒及未來出生後幼兒的傷害風險並沒有高於未曾於孕期接受磁振造影檢查者，因此目前已不限制懷孕婦女受檢。但需要注意的是，懷孕婦女不宜注射磁振造影的含釓對比劑。

在脊椎疾病中，若懷疑有感染、腫瘤、或發炎等情況，則建議注射對比劑以利疾病診斷與評估。而磁振造影所使用的含釓對比劑，不同於電腦斷層所使用的含碘對比劑，除了引起過敏症狀的機率較低之外，檢查所需的注射量也比較少；但不適合用於腎衰竭的受檢者。

臨床上最常見運用磁振造影檢查的脊椎疾病包括：脊椎退化性關節炎、椎間盤突出、小面關節症候群……等，臨床症狀多半以頸部疼痛、腰背酸痛、下背痛、行走不良等，藉由脊椎磁振造影可提供詳細解剖構造、了解疾病狀況。

臨床應用上頸椎、胸椎、腰椎及薦椎需要分別分段詳細掃描。這是因為全脊椎掃描雖然可以獲得大範圍的資訊，但也會犧牲很多局部細節，因此臨床上普遍認為腳麻腰痛做腰椎掃描、手麻脖子痛做頸椎掃描最為理想。

至於椎間盤突出這項最常見的脊椎疾病，在影像學上有椎間盤的高度下降、椎間盤突出於椎體範圍、脊髓腔的空間受限、神經孔大小被壓縮等特徵，透過脊椎磁振造影檢查都可以清楚評估。其他脊椎疾病，包括腫瘤、感染等問題的診斷評估，則需要搭配注射含釓對比劑的磁振造影檢查。

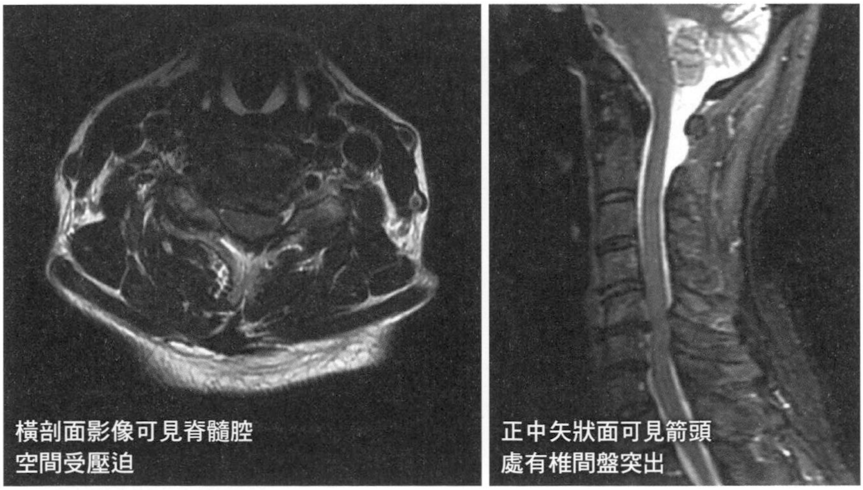
橫剖面影像可見脊髓腔
空間受壓迫
正中矢狀面可見箭頭
處有椎間盤突出

圖 4　頸椎磁振造影

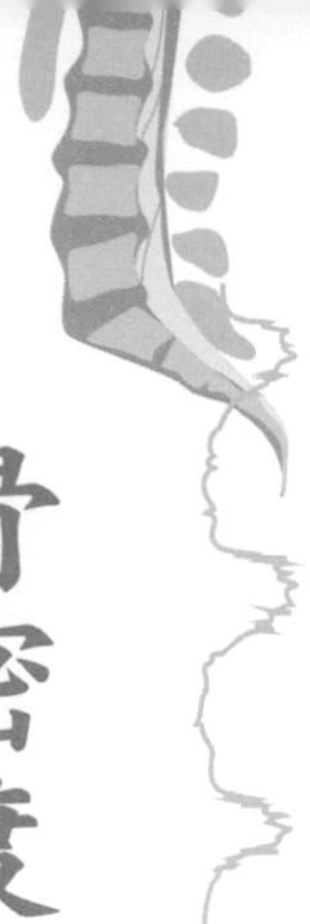

# 骨密度檢查

**張軒侃**
臺北榮民總醫院神經外科　主治醫師
國立陽明交通大學醫學系外科　助理教授

**柯采孜**
臺北市立聯合醫院陽明院區復健科　醫師

## 什麼是骨質疏鬆？

人體骨骼的骨量約在二十歲至三十歲間達到高峰，之後便逐漸減少。通常女性的高峰值較男性低，且在停經後，雌激素減少，無法有效抑制蝕骨現象，使骨流失加速，原本緻密的骨骼形成許多孔隙，呈現中空疏鬆，即是「骨質疏鬆症」。

骨頭的健康狀況（骨強度）包含兩項指標：骨質、骨量。

世界衛生組織將骨質疏鬆定義為：以骨質量降低與骨組織微觀結構退化、斷裂為特徵，最終造成骨頭受力能力下降（骨脆弱）與骨折風險增高的一種系統性骨骼疾病。

也就是說，「骨質疏鬆」不僅僅是骨質的問題，還有骨量的減少，所以中文應該翻譯為「骨鬆」而非「骨質疏鬆」較為準確。

骨鬆大多沒有明顯症狀，但是常在經歷輕微創傷後造成骨折，如：跌倒、彎腰搬東西……等。骨折不僅會引發嚴重疼痛、行動力降低甚至長期殘疾，也會影響健康生活品質、增加死亡風險。

根據美國國家骨質疏鬆症基金會的建議，六十五歲以上女性、七十歲以上男性、五十歲後曾發生骨折、有危險因子之：一、五十到六十九歲男性；二、更年期婦女；三、停經婦女且未達六十五歲，以上三類族群應定期接受檢查。

此外，若過去一年身高減少一點三公分，或總身高較原先減少三點八公分，也應儘早接受檢查。

## 臨床如何檢測骨強度？

骨強度包含骨質與骨量，但量測骨質需用到臨床上非常少見的儀器設備，昂貴費時，且準確度較低，所以目前臨床骨強度量測還是以骨量為主。骨量，也就是骨密度，指每單位面積（或體積）骨骼中的礦物質克數。骨密度檢查可以用來篩檢診斷骨質疏鬆症，評估患者十年內發生骨折的風險，與監測、評估骨質疏鬆症治療的效果。

目前用於測量骨密度的方法包括：單光子測量法、雙光子測量法、單能放射線測量法、雙能放射線測量法、定量超音波法、定量電腦斷層掃描、磁振造影、中子激活法、康普吞散射法、放射測量法……等。各方法均有其優缺點與適應範圍，其中，雙能放射線測量法因快速、非侵入性、準確性高、再現性高與輻射劑量低……等優點，已廣被接受為骨密度檢查的最佳標準。

## 雙能量放射線吸光式測定儀

檢查原理是利用不同能量的放射線在不同介質衰減的程度不同，當介質密度越高，放射線的衰減越大。

雙能量放射線吸光式測定儀透過產生兩種不同能量的放射線，經過電腦運算，來測量骨密度。此外，亦可用於分析身體組成，測定肌肉與脂肪的量和比率。

使用雙能量放射線吸光式測定儀來量測骨密度，應至少檢測兩個以上的部位，取其中較低分者當測量結果。常用的檢測部位為脊椎（第一節腰椎到第四節腰椎）以及髖關節（近端股骨）。

若上述部位中有任何一項無法量測，則改以前臂替代（以非慣用側的遠端三分之一為評估首選）；副甲狀腺亢進的病患以及體重過重者（超出檢查床可負荷之重量者），也可測量前臂。

雙能量放射線吸光式測定儀量測值要與正常值相比較才有意義。將病患所測得的數值，與同種族、同性別之年輕健康族群的平均骨密度相比，算出T評分。

**T評分**表示受測者的骨密度與健康年輕人的骨密度相差幾個標準差。T評分如果介於正負一之間，表示骨密度正常或骨質健康；如果在負一與負二點五之間，表示骨質缺乏，但是尚未低到被診斷為骨質疏鬆症；如果小於等於負二點五，表示患有骨質疏鬆症。T評分每降低一分，骨折風險便增加一倍。

除了T評分之外，另有一種Z評分。

**Z評分**是將病人骨密度與同種族、同性別且同年齡之健康族群平均骨密度比較。此項評分方式較常用於評估停經前女性、五十歲以下男性以及兒童和青少年（二十歲以下）或有代謝疾患的病童量測與追蹤骨量（如患有先天性甲狀腺功能低下的病童）。

## 成人脊柱畸形與骨質疏鬆

成人脊椎變形包含脊椎側彎、脊椎後凸或駝背、脊椎滑脫……等。雖然涵蓋多種不同變形型態，但成人脊椎變形常需手術介入治療。然而，這些病患也常患有骨質疏鬆症，使得他們更容易出現術後併發症。

因此，正確檢測骨密度對相關照護至關重要。

通常，雙能量放射線吸光式測定儀是掃描髖關節以及腰椎，然而在成人脊椎變形患者中，脊椎之密度量測往往不準確。因此需改量測前臂。

根據美國二〇一九年的回溯性研究顯示，超過百分之十七的患者，在僅使用髖關節T評分時，會錯過骨質疏鬆或骨質減少之診斷，此時使用前臂之T評分為佳。

無論如何，量測的工具和儀器仍應以醫院現有的設備為主。重要的觀念是，骨質不佳的病患需要及早開始治療，以降低骨折的風險和之後需要手術時產生併發症的危險性。

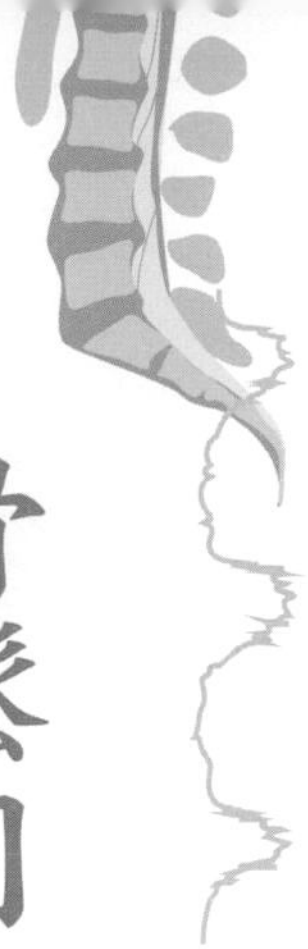

# 骨鬆用藥——地舒單抗（保骼麗和癌骨瓦）

郭昭宏
臺北榮民總醫院神經外科 主治醫師
國立陽明交通大學醫學系外科 助理教授

**骨質疏鬆症**是一種骨骼新陳代謝病症，患者骨質密度減少，骨骼變得脆弱，在跌倒或只是彎腰、咳嗽輕微用力時，也可能導致骨折。根據統計，在全世界五十歲以上的族群中，每三個女性就有一個會出現骨質疏鬆性骨折；男性則是每五個就有一個。

治療骨質疏鬆症藥物中，地舒單抗有顯著臨床研究結果。「地舒單抗」是一種單株抗體藥物，在骨質代謝中可抑制蝕骨細胞成熟，降低蝕骨細胞功能，減少骨質疏鬆病人骨質流失。目前市面上屬於這類骨質疏鬆治療藥有保骼麗和癌骨瓦兩種。低劑量劑型（六十毫克）保骼麗用於一般骨質疏鬆治療，而高劑量劑型（一百二十毫克）的癌骨瓦，則用於癌症引起的蝕骨性病變。

相關文章
**雙磷酸鹽類，選擇性雌激素受體調節劑**
上冊第三章第五篇第160頁

## 低劑量劑型的保骼麗

- 劑型及使用頻次：每六個月，經皮下注射六十毫克。注射後三天，蝕骨作用會降低百分之八十五，十天後會到達最高濃度；排除的半衰期為二十五到二十八天。
- 禁忌症：容易發生低血鈣症與礦物質代謝障礙的患者，像是有副甲狀腺功能低下病史、曾接受甲狀腺手術、副甲狀腺手術、患有營養吸收障礙症候群、小腸切除的患者，對於腎功能不全的病人，在劑量上不需要調整，但是腎功能不全會影響電解質代謝，因此必須密切追蹤。若施打過後發生肌肉痙攣、抽搐或是有手指、腳趾、嘴巴周圍感覺麻木或刺痛的情形，需儘快就醫。

- 使用目的：一年兩次的保骼麗皮下注射，合併鈣片（每日攝取量一千至一千五百毫克）及維生素D（每日十至二十微克）的攝取，並搭配適當運動與正常作息，可以避免骨質進一步流失。
- 注意事項：使用保骼麗會有顎骨壞死的風險，在注射前最好請牙醫師檢查口腔，確定是否需要進一步治療。在使用保骼麗治療的期間，若需做蛀牙或是拔牙相關處置，須提醒牙醫師，並且停止施打保骼麗再接受相關治療。接受保骼麗治療期間，務必維持良好的口腔衛生。
- 相關副作用：過敏、皮膚紅疹、肌肉骨骼的疼痛……等，為可能發生但發生率較低的副作用。有部分病人會出現大腿、髖部或腹股溝異常的疼痛現象，可能為非典型的股骨骨折，若有相關症狀，需與醫師聯繫。

## 高劑量型的癌骨瓦

- 劑型及使用頻次：每個月經皮下注射一百二十毫克。使用頻次與劑量為保骼麗十二倍，相關的禁忌症也與保骼麗相似。
- 使用目的：因化學治療及標靶藥物的進步，癌症病人存活率大幅提升，但是有些病人會合併有癌細胞股轉移，引起骨折及疼痛，因此針對乳癌、前列腺癌及肺癌併有蝕骨性骨轉移的病患，可以藉由此藥來治療。
- 注意事項：口腔健康的維持與注意仍是重點；若在治療期間需接受口腔的相關治療，需停藥並告知醫師。

相關文章

**促進骨生成的骨質疏鬆藥物——骨穩與益穩挺**
上冊第三章第六篇第165頁

**骨質疏鬆症與壓迫型骨折**
下冊第二章第十四篇

# 雙磷酸鹽類，選擇性雌激素受體調節劑

柯金柱
臺北榮民總醫院神經外科　主治醫師
國立陽明交通大學醫學系外科　講師

人的一生骨質都在不斷變化。正常的骨頭新陳代謝，蝕骨細胞溶蝕老化或損壞的陳舊骨頭並將它吸收，再由造骨細胞合成新的骨頭取代舊骨，這個過程稱為「骨重塑」。當造骨、蝕骨細胞活性失調，使骨質總量減少，就會形成大家耳熟能詳的「骨質疏鬆」。

治療骨質疏鬆症的藥物依照在骨重塑中作用的時機，可以分為抗蝕骨類藥物（減少骨質流失）和促造骨類藥物（增加骨質生成）兩大類。

雙磷酸鹽類、選擇性雌激素受體調節劑、細胞核κB受體活化因子配體單株抗體都屬於抗蝕骨類藥物，可以抑制蝕骨細胞活性，減少骨質的溶蝕吸收。

## 雙磷酸鹽類藥物

這類藥物會附著在骨頭上、抑制蝕骨細胞的活性，進而降低骨代謝率、減少骨重塑的速度。目前有口服以及注射兩種劑型。

口服劑型的有福善美保骨錠七十毫克（每週一錠）、瑞骨卓膜衣錠一百五十毫克（每月一錠）等。

口服吸收效果易受食物影響，所以必須在早上空腹時服用，並以大量白開水（約兩百五十毫升）整顆吞服，勿以咖啡、茶類、柳橙汁、牛奶伴服，且服藥後半小時內不可吃東西。

口服雙磷酸鹽藥物最常見的副作用是噁心、嘔吐、食道刺激，所以應該整粒吞服，不可磨碎、剝半或咀嚼；服藥時要保持上半身直立的姿勢、服藥後半小時內不要躺下，以減少食道傷害的副作用。

注射型的雙磷酸鹽類藥物以靜脈注射方式施打，施打間隔時間長，目前有每三個月（骨維壯）或每一年（骨力強）施打一次兩種。常見的副作用類似感冒，像發燒或肌肉痠痛的症狀，發燒通常在第一次施打的三天內發生，之後再施打反而較不易發生，可以準備減緩症狀藥品，需要時服用。

在長期使用（超過五年）雙磷酸鹽類藥物治療骨質疏鬆症後，有極少數病人（少於百分之一）可能會發生下顎骨壞死或骨折。

下顎骨壞死常發生在拔牙或植牙後、或口腔衛生不佳的病人。

藥物相關的下顎骨壞死難以處理，預防是最好的治療，建議在使用雙磷酸鹽類之前先完成預期的牙科治療，並且在用藥期間也盡可能減少施行牙科手術。治療期間也應保持良好的口腔衛生，以減少蛀牙與牙周病。

雖然偶有下顎骨壞死報告，但好消息是到目前為止仍未有充分證據證明使用雙磷酸鹽藥物會增加顎骨壞死的風險。整體而言，使用雙磷酸鹽藥物對於治療骨質疏鬆仍是利大於弊。

> 相關文章
> **骨鬆用藥——地舒單抗（保骼麗和癌骨瓦）**
> 上冊第三章第四篇第156頁

## 選擇性雌激素受體調節劑

婦女停經後少了雌激素的作用，使骨質吸收速度增加，造成骨質流失。

選擇性雌激素受體調節劑可以針對位在骨頭上的雌激素受體作用，抑制蝕骨細胞，但不會作用於子宮及乳房的雌激素受體而造成乳房細胞或子宮內膜細胞增生。口服吸收不受食物影響，只要定時服用即可。每天口服一顆鈣穩膜衣錠（六十毫克）可以預防及治療婦女停經後骨質疏鬆症。禁用於授乳婦女、懷孕婦女以及男性骨質疏鬆症。

選擇性雌激素受體調節劑的副作用與一般雌性激素製劑類似，有熱潮紅、深部靜脈血栓、冠狀動脈栓塞或腦中風。因此曾有血栓相關疾病的患者不宜使用。

另外，預期病人需要臥床（如手術前）亦須停用。若長時間搭乘飛機或汽車，應避免久坐以防靜脈血栓產生，建議適時站立活動一下，以減少血栓的發生機率。

相關文章

**促進骨生成的骨質疏鬆藥物——骨穩與益穩挺**
上冊第三章第六篇第165頁

**骨質疏鬆症與壓迫型骨折**
下冊第二章第十四篇

# 促進骨生成的骨質疏鬆藥物——骨穩與益穩挺

張志漳
臺北榮民總醫院神經外科 主治醫師
國立陽明交通大學醫學系外科 講師

人體的骨頭看似堅硬，但隨時都處在重組的動態過程中，每天都有一部分的骨頭被吸收，也有一部分的骨頭被生成；在這樣不斷重組過程中，骨頭也就更健康。只要生成多於吸收，最後就會看到骨質增加；反之如果吸收大於生成，就會造成骨質流失，也就是骨質疏鬆。

治療骨質疏鬆的藥物分為兩大類，第一類是抑制骨質流失，第二則是刺激骨質增生。目前臨床治療最常用來刺激骨質增生的藥物，以「骨穩」為主。

骨穩是第一款被核准使用在治療骨質疏鬆的骨生成藥物，骨質疏鬆病患使用完骨穩後可以有效降低骨折的機率；是骨生成藥物中，第一款有最多文獻報導與科學證據證明可以增加骨質的藥物。

骨穩是一種人工重組副甲狀腺素片段，包含了副甲狀腺素的前三十四個胺基酸，在治療骨質疏鬆的藥物分類上，屬於可以促進骨生長的藥物，與傳統只能抑制骨質被吸收的雙磷酸鹽類不同。

根據文獻報導，每天使用二十微克骨穩治療骨質疏鬆的停經女性病人，可以有效降低百分之六十五的脊椎骨折、百分之五十三非脊椎骨折的風險，並可增加腰椎的骨質密度達百分之九，股骨頸的骨密度達百分之三，治療效果良好。

## 骨穩的使用適應症

美國食品藥物管理局規定的使用適應症有：

- 針對停經女性且有高骨折風險的骨質疏鬆治療

- 治療男性原發性骨質疏鬆且有高骨折風險
- 治療因類固醇引起的骨質疏鬆且有高骨折風險

## 骨穩的使用劑量及方法

- 經由肚皮或大腿進行皮下注射
- 每天施打二十微克
- 最長使用時間限制為兩年
- 必須配合維他命 D 與鈣片使用

## 骨穩的副作用

大部分病患對於骨穩適應良好，但也有少部分病患會有一些短期不舒服症狀，像是：頭痛、噁心，暈眩與姿勢性低血壓等。

其中，常見的副作用是病患會有血鈣與尿鈣偏高的現象。高血鈣的問題通常是暫時性的，會自己回復；臨床觀察，病患很少因為高血鈣而需停止使用骨穩。至於尿中鈣含量，雖然會比正常人稍高，但目前沒有任何文獻報導有因為骨穩導致腎結石或泌尿道結石的病例。

此外，使用骨穩的病患最需要注意的副作用是：骨骼系統癌化的可能性。從動物實驗中觀察，高劑量的骨穩有可能導致小鼠產生骨腫瘤；但人體使用的劑量與時間都比小鼠少非常多，目前也沒有文獻報導因骨穩產生骨腫瘤的例子，因此美國食品藥物管理局限制骨穩的使用時間為兩年，就是為了避免長時間使用。

## 使用骨穩的禁忌症

有下列症狀的病人不應使用骨穩：

- 對骨穩過敏
- 原發或轉移性骨腫瘤，或有做過骨骼系統的放射線治療，或幼童與青少年

- 高血鈣
- 尿路結石

## 使用骨穩治療需定期追蹤

接受骨穩治療時，需每一至二個月抽血追蹤鈣離子濃度，如果濃度高於正常值，首先需停用日常服用的鈣片；經過一段時間後，如果濃度仍高，則使用方式需改為兩天施打一次。假使血鈣濃度還是無法下降，則需停用並追查是否有造成高血鈣的其他原因。在第一劑骨穩施打後滿一年時，也需追蹤骨密度確認治療成效。

## 二〇二〇年 新藥「益穩挺」核准上市

二〇二〇年七月，和骨穩同樣也屬於造骨促進劑，還同時具有促進骨質生成及抑制骨質流失功能的新藥「益穩挺」獲得食藥署核可上市，是第二種通過許可的促進骨生成藥物。

要了解益穩挺，就要先知道它在體內的作用目標：抑硬素。

抑硬素的故事可以追朔兩個罕見疾病：第一個是硬化症，第二個是van Buchem disease，這兩個罕見疾病的表現都是身體出現異常骨化的現象。

二〇〇一年，醫學界發現這類病患身上控制產生抑硬素這個蛋白質的一段基因序列表現量極少，因此醫生科學家做了一個假設：抑硬素這個蛋白質與骨生成有關連；如果能夠抑制抑硬素在人體內的表現，就可以達到增加骨質的結果。

在多年研究後，終於設計出針對抑硬素的單株抗體藥物，也就是益穩挺。

根據文獻報導，使用益穩挺的病患，可以有效降低百分之七十五再發生脊椎骨折的風險；使用一年後脊椎骨質密度平均上升百分之十三點三，股骨頸骨密度平均上升百分之六點八。

## 益穩挺的使用適應症

美國食品藥物管理局規定的使用適應症有：

- 針對停經女性且有高骨折風險的骨質疏鬆治療
- 有高骨折風險的病人
- 失敗或是無法忍受其他骨質疏鬆治療

## 益穩挺的使用劑量及方法

- 經由肚皮或大腿進行皮下注射
- 每月施打兩百一十毫克
- 最長使用時間限制為一年
- 必須配合維他命 D 與鈣片使用

## 益穩挺的副作用

大部分骨質疏鬆病患對益穩挺反應良好，只有少數會有關節疼痛、鼻咽炎與背痛等。在第三期臨床試驗中，發現使用益穩挺的病患發生心血管疾病的比例稍高於對照組，因此美國食品藥物管理局特別註明警語，有心血管疾病或是有心血管疾病風險的病患使用時要特別小心。

另外需要注意的是，如果有高血鈣的問題，或是對益穩挺過敏，都不應使用益穩挺。

## 使用益穩挺需定期追蹤

接受益穩挺治療時，每一至二個月需抽血追蹤鈣離子濃度，施打後滿一年追蹤骨密度確認治療成效。

## 醫師小叮嚀

益穩挺在臨床使用的時間並不長，無論是在臺灣或美國，都是二〇一九、二〇二〇年左右才開始使用，長期效果還有待追蹤。其次是益穩挺在心血管疾病上的風險，仍需等待更大規模的資料才能證實。


相關文章

**雙磷酸鹽類，選擇性雌激素受體調節劑**
上冊第三章第五篇第160頁

**骨質疏鬆症與壓迫型骨折**
下冊第二章第十四篇

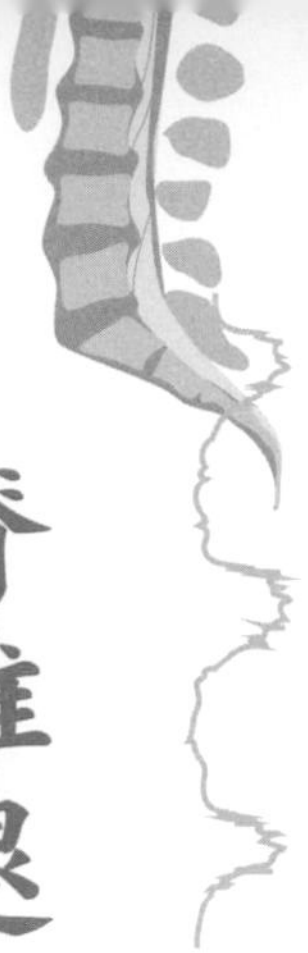

# 脊椎退化性關節炎的復健治療

**黃士峯**
臺北榮民總醫院神經修復科　主治醫師
教育部審定　助理教授

人類從四肢著地動物進化成站立行走，使脊椎成為直立狀態，脊椎從此承受頭部及身體軀幹的重量，並負擔支持身體中軸的功能；人體有轉頭、彎腰、轉身等等動作，脊椎也同時有許多運動動作的需求。

任何「物體」都有使用年限，脊椎也不例外。隨著年齡增長，脊椎因為經年累月使用，而出現關節退化的現象，也就不足為奇了。

什麼是造成脊椎退化性關節炎最常見的原因呢？答案是：長時間、重複性的使用。

包括：長期不良的姿勢、低頭使用手機、彎腰駝背、固定姿勢久坐及久站……等，這些都會使脊椎關節承受沉重負擔；另外一個常見的原因是曾經發生意外傷害，卻因為沒有完全復原而留下後遺症。

脊椎退化性關節病變包含脊椎關節磨損，脊椎椎體之間的椎間盤組織磨損及流失水分變扁，使脊椎間隙縮小，脊椎周圍有新生贅生骨就是所謂的「骨刺」，造成脊椎神經出口孔洞狹窄並壓迫神經，脊椎周圍韌帶鈣化增生增厚而壓迫脊髓神經。

這些情形可能會造成患者肩頸疼痛及僵硬感、腰酸背痛、手腳四肢麻刺抽痛等感覺異常；上下肢肌力下降，力氣減弱，行動困難，甚至大小便功能受到影響。

對於發病時間較短、沒有明顯脊髓神經或神經根壓迫症狀的輕症患者，通常建議先考慮保守治療。經常使用的保守治療包括：適度休息，藥物治療，使用輔具及護具，復健治療及注射治療。

若是相關神經已經受到長時間壓迫並出現功能損傷，在接受保守治療後恢復不理想，就要考慮手術治療。

## 脊椎退化性關節炎常見的復健治療

**・熱療：**

利用升高身體組織的溫度，促進血液循環，提高身體的新陳代謝，減少慢性發炎，並可以放鬆肌肉。

一般大眾對熱療的迷思經常是「越熱越好」，其實身體無法排除過多的熱能，新陳代謝速度增加太快，產生的廢物來不及帶走，反而有害身體組織的修復。感覺神經損傷者因為對溫度不敏感，熱療時要注意避免燙傷。

常見的熱療方式包括：熱敷袋，紅外線，超音波，短波等治療。建議由專業醫師依據患者病情的需要來選擇不同的儀器治療。

**・牽引治療：**

提供脊椎垂直方向的張力，牽拉脊椎周圍緊繃的肌肉使之放鬆，利用牽引產生負壓使周圍的軟組織能夠收縮，狹窄的椎間孔能夠擴張，進而減少神經的壓迫。胸椎因為與肋骨相連形成胸腔，不易牽拉，所以一般牽引治療多實行於頸椎及腰椎。

接受牽引治療前，患者需接受醫師診療，確認無骨質疏鬆症、脊椎骨折、脊椎關節不穩定、惡性腫瘤等禁忌症。

・**電刺激治療：**

電刺激治療屬非侵入性治療，經由貼在皮膚上的貼片，將電療儀器產生的電流訊號傳入體內，來達到止痛效果。常使用的電療儀器包括：經皮神經電刺激、向量干擾波以及家庭用的低週波等等。

電刺激治療時需要將貼片放置於正確位置，調整儀器適當的強度及模式，並適度斟酌使用時間。若有裝置體內電子設備例如心律調整器，或皮膚有傷口者則不適合使用。

・**運動治療：**

將脊椎想像成位於中心的圓柱，附著於脊椎周圍的肌肉就像是拉得緊緊的繩索，用來協助固定脊椎。運動治療就是為了增加脊椎周圍肌肉的肌力強度，來協助分擔脊椎的壓力，並強化脊椎的穩定度，這也是常聽到的「核心肌群復健運動」。

因為這些肌肉有協助穩定的深層肌群、執行動作的淺層肌群，一般人不知道也不容易自己訓練，所以需要專業醫師及治療師的指導與協助。

運動治療對於亞急性及慢性背痛有良好的止痛效果，也是能維持良好姿勢、常保脊椎健康穩定的重要方法。

## 結論

對於輕症以及發病時間較短的患者，保守治療通常都可以得到滿意結果。復健治療能協助組織更完整的修復、減少後遺症及併發症，但可能需要數週甚至數個月的時間，才能達到症狀的緩解。

若是經過保守治療都無法緩解疼痛，甚至出現肌肉萎縮，肌力降低，行動困難，大小便功能障礙等症狀，就可能是神經已經受到嚴重壓迫的症狀，這時候就應該審慎評估手術的必要性。

# 神經損傷及復健

蔡昀岸
臺北榮民總醫院神經復健科　主治醫師

## 神經損傷後為什麼要接受復健治療？

神經損傷後，皮膚、肌肉、關節接收到的訊息無法經由感覺神經完整傳達到大腦，大腦的命令也無法經由運動神經完整傳達到肌肉，當神經損傷越嚴重，可傳導的訊息就越少。雖然外科手術可以阻止損傷範圍的擴大，甚至將受損的神經接合，但是往往不能立即恢復感覺與運動的功能。

不論損傷是在周邊或中樞神經，中樞神經都會因為訊息無法有效傳達而改變，例如增加神經細胞接收訊息的敏感度、增強放大感覺神經送來的感受、讓因受傷而無法傳遞訊息給肌肉的腦神經細胞改變工作，去分擔其他腦細胞的工作，這種改變稱做「神經塑性」。

神經塑性往往耗時、缺乏效率、成果也不盡理想；復健治療可強化神經的再生、促進中樞神經的塑性，是神經損傷後最重要的治療。

同時，神經損傷常常伴隨其他肌肉骨骼的傷害，手術治療過程也會損傷肌肉與骨骼，兩者皆會造成臥床而缺乏運動，心肺功能、體力、健康程度都會下降。這些傷害與退化最好的治療，同樣也是復健治療。

因此，復健治療不僅能幫助神經功能恢復，還能逆轉損傷後的身體機能退化！

## 神經損傷後的復健原則是什麼？

為了促進神經再生、與良好的神經塑性，復健治療的原則，第一以主動運動為主，第二運動的強度要足夠。

・以主動運動為主：復健治療具有專一性，運動才能幫助運動的恢復，行走訓練才能幫助行走功能的恢復。被動運動雖然可以幫助維持關節活動度，但是對於神經再生及神經功能的恢復效果極微；電刺激雖然可以止痛、降低張力、甚至讓肌肉主動收縮，但是沒有與腦部連結的肌肉收縮，終究不能造成良好的神經塑性。

- 運動強度要足夠。運動像藥物一樣，需要足夠的劑量才會有效。劑量包含：動作次數、阻力大小、動作難度、與動作種類，需要專業的治療師根據病人的每日狀況而設定。

簡而言之，不管是中風、脊髓損傷、或是臂神經叢損傷，復健治療的原則皆是——高強度的主動運動。

## 脊髓損傷復健的注意事項

脊髓損傷也會造成交感神經系統損傷。交感神經負責調控血壓、心跳、體溫，這些都會影響到運動的表現，因此在復健運動時需要比其他疾病更注意以下問題：

一、姿態性低血壓與運動誘發低血壓，造成無法持續維持坐姿或站姿，甚至發生起身後昏厥。

二、心跳不能隨身體耗氧增加而加快，造成運動時力不從心。

另外，損傷位置以下的正常脊髓也會試圖自行恢復控制肌肉，因此在恢復的過程中，可能很長一段時間會張力與無力並存，當病患愈運動時肌肉張力愈大，但服用減少張力的藥物又會造成無力。在脊髓與大腦連結尚未完全恢復時，經常會發展出代償動作來完成運動功能，然而，代償動作可能阻礙正常動作的發展。

以上狀況每日可能都有些許不同，需要復健團隊的專業評估，依狀況調整作法。團隊與病人需要一起試誤學習，循序漸進，以取得最好的復健成果。

相關文章
**頸椎脊髓損傷**
上冊第二章第五篇第104頁

# 臂神經叢損傷復健治療的注意事項

臂神經叢損傷後的神經再生雖然較中樞神經損傷佳，但是反而容易發生神經再生與神經塑性的不配合，而造成以下狀況：

一、大腦會試著讓先恢復的肌肉來產生最多的功能，甚至嘗試取代還沒恢復的肌肉。例如用胸大肌來取代三角肌的手臂前舉功能；當三角肌恢復後，大腦仍習慣下命令胸大肌來前舉，造成無法完全上舉。

二、有些再生神經會走錯路徑到不同的肌肉，造成大腦命令產生不對的動作。例如應該長到肱三頭肌的神經卻長到肱二頭肌，造成大腦命令手肘伸直時，反而產生手肘屈曲。

三、容易發生固定數條肌肉同時收縮，無法個別收縮，造成動作總是固定型態、動作無法微調。

以上這些狀況需要復健團隊在神經再生過程中，早期誘導正確的動作，同時抑制不正確的肌肉收縮；同時還要訓練大腦正確控制新長的神經，包含長到錯誤位置的神經，才能將以上狀況的影響降到最低。

相關文章
臂神經叢損傷
上冊第二章第六篇第113頁

## 復健機器人可以取代目前醫院的復健治療嗎？

運動需要學習，學習能力影響復健的成果。肢體癱瘓程度愈嚴重，運動的困難性就愈大、學習也就越困難。因此，復健的成效往往取決於肢體癱瘓的程度及運動學習的能力。

有些中風或脊髓損傷的人同時也有腦傷，認知功能與語言能力都會受到影響，其他病人也可能因為天生運動學習能力不好，要重新學習功能性的活動就會遇到困難。

以行走訓練為例，行走訓練順序是先訓練下肢肌肉力量、坐姿平衡，再訓練跪立平衡、起身、站立、重心轉移，最後才是行走。如果病人肌肉力量太差，可能就停在第一個階段，無法再進行下去。有些中風病人的肌肉張力過強，即使有心想要做出正確動作，也可能做不到。

當學習能力不好時，即使神經損傷不嚴重、肌力恢復良好，仍然可能停滯在後面的平衡、起身、重心轉移等步驟較複雜的功能性訓練。

重新學習行走這些功能性動作是有步驟的，病患可能記不住這些步驟，無法在適當時機控制哪些肌肉收縮、哪些肌肉放鬆，在復健機器人的幫助下可以跳過一些步驟，協助病人在下肢及軀幹都無足夠力量時就可以直接訓練起身、站立與行走，因此確實可以縮短恢復行走功能的時間。

然而，對於癱瘓程度較嚴重的人，跳過這些步驟可能沒有學習到轉位、坐姿軀幹動態控制等重要運動技巧，又因為本身癱瘓程度較大而最終不能恢復行走能力，而造成兩頭落空。

因此，復健機器人只能當作復健治療的一種選項，而不能替代整個復健治療。

# 手術中神經電生理監測

蔡昀岸
臺北榮民總醫院神經復健科　主治醫師

閉上眼睛想像一下這樣的情景：

朦朧之中，在接受腦部手術的過程中被喚醒，你可以感覺到被打開的頭皮上放了手術器械，但是竟然沒有什麼疼痛的感覺。雖然努力保持冷靜、不要崩潰，可是負責開刀的醫師這時竟然要求你開始拉小提琴……

這不是醫學上的天方夜譚，而是神經外科腦部手術真實存在的手術中神經電生理監測。二〇二〇年英國的神經外科醫師在為音樂家特納割除腦內的腫瘤手術中，請她演奏小提琴，來判斷腦部神經是否能正常運作、不受手術影響。

幸好，脊椎手術不需要這樣的手術中神經電生理監測。

## 什麼是手術中神經電生理監測？

一般人對於脊椎手術最大的顧慮是術後脊髓或神經功能受到影響。原本為了防止神經功能惡化或修復神經的手術，萬一發生神經受損，不僅與原先期待完全相反，還可能需要延長術後復原的時間，並需要一段時間的復健治療來恢復神經功能，人生的規劃也可能改變或延後。

儘管醫學進步神速，複雜的神經系統仍有許多未解的謎；手術技術雖然與時俱進，但是困難的手術還是有其難度。

舉例來說，與正常神經組織分不出界線的腫瘤，多次手術後與神經組織盤根錯節的多重疤痕，再加上每個人的神經、血管都可能會有與教科書不同的正常變異，或老化後各別的結構改變。

因此，即使主刀醫師技術純熟、經驗豐富，手術的併發症機率還是不可能完全避免。而手術中神經電生理監測就成了某些手術的必要工具，而且已經被證實可以降低正常神經組織受傷、術後神經功能降低的機率。

手術中神經電生理監測是以電刺激神經、監測其反應，確保手術過程中神經的完整性，臨床上簡稱為術中監測。

神經用電位差來傳遞訊號，因此人在被麻醉的情況下，可利用外在的電刺激來監測神經路徑完整性。術中監測就是利用神經電生理檢查設備，在手術中監測神經功能的完整性或變化，作為神外醫師手術時的指引，或確保正常神經組織的保留。

## 除電刺激外，還有其他方式進行術中監測嗎？

答案是：「有的！」術中監測的方法不只利用神經電生理，其中最直接、也最驚人的術中監測，是在腦部手術中，讓病人清醒後執行手術部位掌管的活動。

除了英國的特納，近年來在法國、南非等地，也都有接受腦瘤摘除手術的音樂家，在顱骨打開、腫瘤暴露、醫師準備摘除腫瘤之際，將他們喚醒，開始演奏樂器，在演奏中逐步摘除腫瘤的成功案例。如此一來，就能確保手術時不會傷到音樂家演奏樂器所需使用的正常神經組織。或許有點駭人聽聞，但卻是確保精密且多功能的腦組織，在術中減少損傷最直接有效的方法。

相對而言，脊髓及脊神經的功能較為單純，幾乎只是感覺與運動功能，因此只要用電刺激來監測感覺與運動反應，就可以監測脊髓或脊神經在手術過程中的完整性。

目前世界上可能還有用術中喚醒來監測脊椎手術。通常是手術進行到鋼釘打上大半時，請麻醉醫師減輕麻醉用藥劑量，讓病人慢慢甦醒，然後請病人動一動手或腳，確定運動神經沒有大礙。然而，這樣的喚醒過程費時，且病人被固定在手術檯上，能做的動作有限，不一定能完全看出神經是否受到傷害。因此，愈來愈少醫師利用喚醒測試監測脊椎手術。

## 手術中神經電生理監測如何進行？

術中神經電生理監測是利用電的傳導來確認神經系統是否完整，因此必須在手術前先置放電刺激及記錄電位差的電極。為了確定電極不脫落，以及精準地刺激及紀錄，會使用插入皮下或肌肉組織的針極電極，數量依需要監測的範圍而定。

由於是在麻醉後才進行電極置放，縫合手術傷口後就拔除，因此病人不會感覺到疼痛，僅在清醒後能找到針孔的遺跡。

另外，有些病人的疾病已經影響到神經的傳導，因此在手術前必須先做一次神經傳導檢查，通常是感覺及運動誘發電位檢查，以確定神經受到影響的程度，才能確認是否可用來監測，或在手術中用來確認有沒有因手術讓神經的傳導惡化。

## 術中監測會不會讓醫師忙不過來？

術中監測並不是由手術醫師來執行，而是由另一團隊來負責。也就是說，手術時至少有三組團隊來分工合作，分別是麻醉團隊、手術團隊、及術中監測團隊。三個團隊彼此配合、即時交換訊息，以保持手術順利進行。

例如，手術時需要以肌肉活動來監測運動神經，麻醉團隊就會調整麻醉藥物的種類及時程，讓原本手術中應該麻痺的全身肌肉及時恢復收縮的能力；術中監測團隊若發現腦皮質的感覺誘發電位下降，也會提醒手術及麻醉團隊確認病人腦部的血流灌注狀態。

術中監測團隊的主要任務就是確認手術重要步驟有沒有影響到神經傳導。因此，手術團隊和術中監測團隊會密集互相確認監測訊號的反應，以及手術重要步驟的進度。

## 結論

術中神經電生理監測是一項增進脊椎手術安全的重要措施，也比術中喚醒監測方式安全且人道。因此，當神經外科醫師建議您需要術中電生理監測時，請先肯定醫師對你的珍視，及對於手術安全的重視。術中監測不僅僅是手術中多了監測儀器，還多了整個監測團隊來協助手術！

相關文章
**脊椎腫瘤手術**
下冊第三章第十五篇

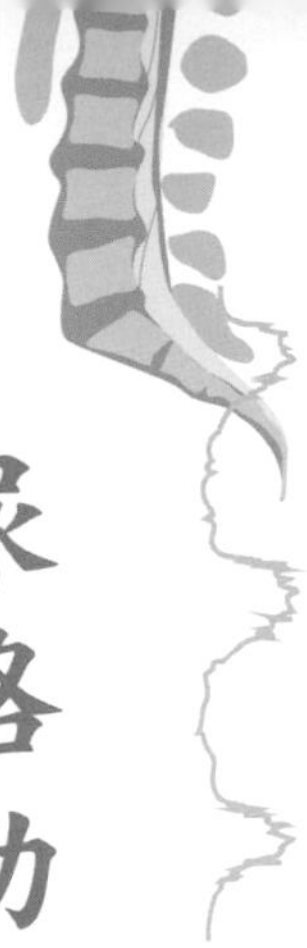

# 尿路動力學檢查

**蔡昀岸** 臺北榮民總醫院神經復健科 主治醫師

膀胱和尿道括約肌主要功能是儲尿和排尿。

儲尿時，膀胱的逼尿肌要放鬆，讓膀胱內壓力不會隨著容量增加而過大，才能安全的儲尿；尿道括約肌不能放鬆，以利尿液存留在膀胱裡。當咳嗽、打噴嚏、搬運重物這些動作造成腹部壓力突然上升時，括約肌還要即時加強出力，以免尿失禁。而排尿時，膀胱逼尿肌則要收縮、尿道括約肌放鬆，才能順利排空膀胱。

不管是儲尿或是排尿，都需靠運動神經控制肌肉來完成。

正常的儲尿和排尿還需要感覺神經的幫助，才能有正常的脹尿感、尿意，與排空的感覺。在儲尿、排尿過程中，感覺神經啟動與協調運動神經，並確認膀胱尿液狀態。

## 脊椎問題對下泌尿道的影響

薦髓和薦椎第二到第四神經根（馬尾束神經的主要組成）控管著膀胱和尿道括約肌。薦髓位在脊髓的最末端，因此脊髓任何部位的損傷或病變，都可能影響薦髓和腦幹排尿中心之間的聯繫；若腰椎或薦椎出現問題，壓迫到薦椎第二到第四神經根、甚至是馬尾束神經，就會造成膀胱及尿道括約肌之功能障礙，產生排尿或儲尿的問題。

成人的薦椎脊髓位於腰椎第一、二節內，而馬尾束神經位於腰椎與薦椎內，當頸、胸、腰脊椎問題影響到脊髓，或腰、薦椎問題影響到馬尾束神經，就有可能引發排尿或儲尿的問題，這種狀況稱為神經性下泌尿道功能異常。

## 神經性下泌尿道功能異常的症狀表現

神經性下泌尿道功能異常的病人可能會產生一種甚至多種症狀，有時表現在儲尿期、排尿期，有時則是兩個時期都有。

儲尿期異常的症狀和可能的成因，可從尿失禁和尿急感來談：

尿失禁：膀胱逼尿肌過動、括約肌及骨盆肌肉無力、禁尿反射降低、脹尿感降低造成膀胱脹滿溢出。

尿急感：膀胱逼尿肌過動、膀胱感覺敏感。

排尿期異常的症狀及可能成因則有：

啟動排尿時間過長：尿道通道開通過慢、膀胱逼尿肌無力、膀胱逼尿肌與尿道括約肌不協調。

尿流緩慢、解尿時間長：尿道通道開通不完全、膀胱逼尿肌乏力、膀胱逼尿肌與尿道括約肌不協調。

不知道膀胱滿了要排尿：膀胱感覺降低或喪失。

不能忍到廁所就尿失禁：膀胱逼尿肌過動、尿道外括約肌無力。

解尿不完全：尿道括約肌開通不完全、膀胱逼尿肌乏力。

相關文章
**大小便不順**
下冊第一章第三篇

# 神經性下泌尿道功能異常 身心理皆受影響

神經性下泌尿道功能異常不只會不舒服，還會對日常生活及社交造成困擾。舉例說，頻尿可能讓人不敢出遠門、出門只去公廁充足的地方，逐漸減少出門頻率。如果是尿失禁，則需穿尿布，影響衣著選擇，假使要出門還得多帶尿布，要找適合地方更換，影響自信和自尊，嚴重的還會自我封閉、減少社交生活；尿布穿久不只產生異味，還可能讓會陰附近皮膚發炎感染，造成新的問題。

其實神經性下泌尿道功能不只會造成生活的困擾，還會造成健康的嚴重危害：反覆感染與腎功能衰減。

除了尿失禁造成會陰附近皮膚容易感染發炎外，排尿不完全還會因細菌留在膀胱裡繁殖而容易尿路感染，嚴重時可能直接造成敗血症，或牽連到腎臟造成腎盂腎炎。

另外，膀胱過動、膀胱彈性變差，及尿道括約肌過緊，也可能造成長期膀胱內壓上升，腎臟產生的尿液滯留造成水腎；或膀胱輸尿管交界處結構改變，造成膀胱尿液逆流回腎臟造成水腎。這些情況最後都可能導致腎功能持續惡化，最終需要洗腎。

因此，及時發現、治療神經性下泌尿道功能異常，對於有脊椎疾病的人是非常重要的一件事情。

## 為什麼要做尿路動力學檢查？

神經性下泌尿道功能異常時，一種症狀可能有多種成因，臨床醫師因此無法完全以症狀來推測成因，進而研擬治療計畫。此外，感覺神經功能異常的人，也可能因為無法感受到症狀，往往無法正確地告訴醫師自己發生了什麼事。因此，尿路動力學檢查就成為很有用的診斷工具。

尿路動力學檢查藉由模擬膀胱儲尿、排尿的過程，重現接受檢查者儲尿、排尿的症狀，所以當儲尿或排尿有問題、產生症狀時，醫師可能會開立尿路動力學檢查，來幫忙診斷產生這些症狀的原因，並以檢查結果作為治療依據。

尿路動力學檢查測得許多參數，例如：膀胱彈性、儲尿期膀胱內最大壓力、排尿時需克服尿道括約肌阻力的膀胱內壓等，也用來評估將來腎功能變差的風險有多大。

有些診斷也與將來腎功能減損有關，例如：排尿期逼尿肌與尿道括約肌不協調、錄影尿路動力學偵測到膀胱輸尿管逆流、及檢查過程出現自主神經異常反射且與膀胱內壓或活動有關。

## 接受尿路動力學檢查的注意事項

尿路動力學檢查最需要克服的心理挑戰是需要被放入尿道導管及肛管。

尿道導管是尿路動力學專用的特殊三腔或兩腔檢查管，用來量測膀胱及尿道括約肌的壓力，遠比導尿管細。肛管則是置放在直腸內，用來量測直腸內壓力，可以用來代表腹內的壓力。膀胱內壓等於膀胱逼尿肌收縮產生的壓力及腹內壓力的總和，因此用尿道導管測得膀胱內壓扣除肛管量測道的腹內壓力，就可看出膀胱逼尿肌的收縮情形及算出收縮力。

因此，若需要接受尿路動力學檢查，醫師及護理師會提醒以下事項：

- 醫師會開立口服抗生素，通常檢查前吃一次即可，用來預防感染。
- 檢查時間若剛好是平常大便的時間，就需要提早上廁所，必要時前一晚可以先灌腸。
- 檢查室工作人員會請你先解尿再進入檢查室，如果沒有尿意或已經無法解尿，可以和工作人員說明後直接進入檢查室，負責檢查的醫師會先執行導尿讓膀胱清空，之後再開始進行檢查。
- 檢查需要露出下半身，檢查室會準備毛巾被蓋住上半身，若怕冷可以自行準備禦寒上衣，或要求工作人員開啟電暖器。
- 檢查室工作人員會再次詢問受檢者之病史與症狀，以確保用哪種方式最能重現症狀，因此可能會涉及隱私，請盡量配合。若覺得問題與你的檢查目的無關，請先提問，對於答覆滿意後可以再決定要不要回答。

- 檢查中有任何身體或心理不適，請立即提出。受檢者或檢查室的工作人員可以隨時判定檢查是否要繼續進行。
- 檢查時盡量放輕鬆，以利於檢查時重現平常的症狀。過於緊張會抑制膀胱的收縮力及增加尿道括約肌的張力，讓此次尿路動力學檢查結果的參考價值降低。
- 檢查完當日要攝取充足的水分，並確保尿液清澈。

## 尿路動力學檢查報告重點：對症下藥

辛苦地接受尿路動力學檢查後，最關心的應該就是檢查報告，檢查報告的重點不是正常或不正常，而是有沒有找出下泌尿路症狀的原因，以及有沒有需要治療，或再做其他檢查評估腎臟影像或功能。

由於尿路動力學檢查具有侵入性，又需要暴露隱私處，難免會緊張而影響症狀的表現。儘管如此，專業的檢查室團隊仍會盡量蒐集與症狀相關的資料，提供門診醫師作為診斷與處置的參考。

## 結論

尿路動力學檢查可以用於有下泌尿道症狀的脊椎病人，以診斷膀胱的神經控制狀況、症狀的確切成因、腎功能減退之風險程度，並幫助治療計畫的形成。由於具有侵入性及影響隱私，臨床醫師多在無法以臨床症狀及神經學評估確認成因時，才會開立檢查。由於檢查過程中的心理狀態經常影響結果的參考價值，受檢者仍可經過考慮後，再決定要不要接受檢查。

# 脊椎疼痛的藥物注射——局部注射及硬脊膜上注射

**李居易**
衛福部臺北醫院神經外科　主治醫師

脊椎之所以被稱為「龍骨」，就可見其對人體的重要性；脊椎痛起來可是會讓人坐立難安、渾身不對勁。

## 脊椎痛百百種　常合併多種疼痛來源

「脊椎痛」有百百種。常見疼痛來源有：脊椎周圍肌筋膜疼痛、脊椎周邊骨頭關節深層韌帶發炎、脊椎小關節面退化、椎間盤引起的疼痛、脊椎神經根受壓迫引起疼痛，大部分病人常合併多種疼痛來源。當主訴「脊椎疼痛」患者到門診求醫，醫師會先以生理學、影像學檢查，確認疼痛來源，再給予藥物注射治療。

相關文章
**腳痛、屁股痛、坐骨神經痛**
下冊第一章第一篇

## 脊椎疼痛的藥物注射治療

### ·局部注射

在門診觸診找到疼痛點後，醫師就可施以局部藥物注射治療來控制疼痛。通常將麻藥或類固醇直接注射在發炎肌肉韌帶周邊，止痛效果通常可維持數週到數月。適用於脊椎淺層肌肉筋膜壓痛點、淺層棘突間韌帶發炎或淺層薦椎尾骨韌帶發炎。

較深層肌肉韌帶（梨狀肌、臀大肌、髂腰韌帶）則需藉超音波輔佐注射。脊椎小關節面引發的疼痛，也可藉超音波導引輔佐注射。超音波輔助注射會將藥物直接注射於關節面或關節旁小神經叢；退化較嚴重或較深部位則可利用移動式放射線機導引輔佐注射。這類注射技術也常應用在薦髂關節疼痛的關節注射和周邊神經疼痛注射。

相關文章
**背痛與腰痛**
下冊第一章第四篇

### ・硬脊膜上注射

硬脊膜上注射依注射路徑可分：經神經孔注射、椎板間注射、尾骨硬脊膜上注射。

「經神經孔注射」的優點是可以針對幾節特定被壓迫的脊椎神經做精準的注射治療，需要有經驗的醫師來執行。頸椎神經可藉由超音波導引輔助，腰椎神經因為位置較深，常需要利用移動式放射線機導引輔佐進行。

「椎板間注射」的優點是藥物可同時擴散到多節脊椎神經，通常得利用超音波或移動式放射線機導引輔佐，適合於當脊椎嚴重退化且同時有多節神經受壓迫的情況，缺點是較難針對特定節神經做治療。

「尾骨硬脊膜上注射」的優點是方便操作，治療過程僅需局部麻醉，病人可在清醒狀況下舒服地躺或趴臥接受治療，治療時間僅需十幾分鐘到數十分鐘，視疼痛的複雜程度而定。因為通常只需要超音波輔助，所以是門診常見的注射治療方式，可同時針對下背痛及坐骨神經痛做大範圍治療，缺點是較難針對特定節神經做治療。

## 結論

藥物注射治療只能提供暫時症狀控制，不能根本治療疼痛來源；嚴重神經壓迫造成手腳無力、走路不穩，甚至影響大小便功能情況下，還是要手術才能根本解決問題。

相關文章
**肌筋膜疼痛及其他骨科相關疾病**
下冊第二章第十五篇

# 脊椎手術前後止痛藥物的使用

**杜宗熹**
臺北榮民總醫院神經外科 主治醫師
國立陽明交通大學醫學系外科 助理教授

「醫師啊，你上次開給我的消炎止痛藥，我回家聽鄰居說會傷肝傷腎，嚇死了！所以我都沒吃。」

「你還開那個肌肉鎮定鬆弛劑，有一個朋友跟我說，吃了會上癮耶！」

以上對話，是神經外科醫師門診時面對有肩頸腰各式疼痛症狀病患的日常。遇到這種情況，醫師會提出替代方案：

醫師：「好啊，那改用止痛貼布，比較沒有全身性的副作用。」

病患：「可是……貼了會不會皮膚過敏啊？」

醫師：「不然就用熱敷及復健治療來處理吧！」

病患：「那這樣我的腰痛都不會好耶……」

醫師：「……」

治療肩頸腰各式疼痛症狀的第一步就是藥物治療，但很多人聽到「吃藥」就聯想到可怕的副作用、成癮性，有些人則是服用幾次後覺得沒有效，就自行停藥。

## 止痛藥迷思千百種

對醫師來說，患者因為擔心機率風險不高的副作用，而放棄能夠改善疼痛症狀、減少慢性疼痛對身體及生活品質傷害的藥物治療，卻沒想到很有可能因此必須更長期使用藥物，或是得進行比藥物風險更高的治療方式來解決疼痛問題……都是因小失大，一點都不划算的作法。

至於「一次必須見效」更是不符合實際。各類藥物都有一定療效，但藥物可不是仙丹神藥，需要依照症狀嚴重程度持續服用數天到數週，才能看到顯著療效。

除了肩頸、腰酸背痛這些「症頭」可以藉由消炎止痛藥來有效減緩，止痛藥對手術治療後的疼痛控制及減少發炎功能，更為重要。有了術後止痛藥的幫助，身體就能在比較舒適的環境下進行術後復原，對手術成效具有更好的效果。

以筆者二〇一五年刊登在美國《神經外科》期刊，針對人工椎間盤術後使用非固醇類消炎藥物的研究，發現在頸椎人工椎間盤術後兩週（十四天）期間，有使用非固醇類消炎藥物止痛的病患發生異位性骨化（一種會妨礙手術後人工關節活動的現象）的機率，較未使用這類藥物的患者低[1]。

這個研究結果，顯示術後止痛藥的重要性，也證明手術後忍痛不吃止痛藥，對術

---

1 Tu TH, Wu JC, Huang WC, Chang HK, Ko CC, Fay LY, et al: Postoperative nonsteroidal antiinflammatory drugs and the prevention of heterotopic ossification after cervical arthroplasty: analysis using CT and a minimum 2-year follow-up. J Neurosurg Spine 22:447-453, 2015

後復原並無好處。

## 臨床常見止痛藥物種類多

止痛藥在人類歷史記載，由來已久。

約西元前五百年，古希臘醫師希波克拉底就建議分娩中的婦女咀嚼柳樹皮和柳葉來減輕疼痛。經過兩千多年演變，二十一世紀的今日，臨床上已經可見千百種止痛藥，大致有下列幾種類別：

**• 非固醇類消炎藥物：**

這類藥物有消炎、止痛、及解熱的功效，是效果好、常用且選擇最多的止痛藥種類，常用於創傷引起的急性肌肉關節發炎、坐骨神經痛、退化性關節炎、類風濕性關節炎、痛風等，主要藉由抑制身體產生發炎反應的物質，而達到消炎止痛的效果。

然而這類藥物卻同時會抑制胃黏膜保護胃壁的作用，長期使用會產生包括腸胃道潰瘍、出血……等副作用，也會對腎臟功能造成影響。

所幸近年來出現擁有一樣止痛效果，且不妨礙身體保護胃壁作用的第二代非固醇類消炎藥物。由於副作用少、安全性高，在臨床上獲得廣泛使用，特別適用於慢性病或高齡病患。

需注意的是，沒有任何一種非固醇類消炎藥物可以保證百分之百有效或是絕無副作用，適合的藥物更是因人而異。遵循醫囑並定時回診，跟醫師討論藥效及相關副作用，是找到最適合每個人藥物的最佳方式。

**・普拿疼：**

普拿疼是最溫和的止痛解熱劑。因為效用較為溫和，常和其他止痛成分藥物（例如嗎啡類止痛藥）製成合併錠劑。

它的作用是藉由阻斷痛覺傳遞到腦部而產生止痛效果，但卻沒有消炎的作用，也因此沒有非固醇類消炎藥物的腸胃道相關副作用。

普拿疼可以在非固醇類消炎藥物的間隔時間使用，以加強疼痛控制效果；主要副作用為高劑量使用時，對肝臟功能會產生影響。

**・抗憂鬱症藥物：**

抗憂鬱症藥物藉由調節腦部的神經傳導物質來達到緩解疼痛的功效，它能提高讓人感到放鬆及愉快的神經傳導物質種類，因此即使病患並未罹患憂鬱症，醫師有時還是會以抗憂鬱症藥物來緩解病患的慢性疼痛。不過這類藥物通常需要經過一段時間來調整藥物類型、劑量，才能達到穩定的治療效果。

此類藥物常見的副作用有：頭暈、嗜睡、口乾、便秘。

**・抗癲癇藥物：**

很多病患看到藥袋寫著「抗癲癇藥」，就對這類藥物退避三舍，醫師開了也不服用。其實抗癲癇藥物是藉由調節神經的離子通透孔道，來減少神經痛覺的傳遞，是治療慢性疼痛的重要藥物之一；尤其是對神經性疼痛以及帶狀皰疹後的神經痛，具有極佳療效。

抗癲癇藥物最常見的副作用是頭暈，但如果能在用藥初期慢慢適應，止痛藥效就會逐漸發揮。

・**肌肉鬆弛劑：**

肌肉鬆弛劑主要作用是舒緩緊繃、僵硬的肌肉，使組織的血液循環改善，肌肉的發炎便能緩解；臨床上常將肌肉鬆弛劑搭配其他消炎止痛藥一起使用，達到最佳止痛療效。

這類藥物多半有鎮定舒眠的效果，相對常見的副作用便是嗜睡及頭暈。

・**鴉片類止痛藥：**

鴉片類止痛藥具有強力止痛效果，常用於手術後傷口止痛或強烈的急性疼痛。但因為鴉片類止痛藥較容易產生成癮性，醫師較少對肩頸背痛患者開立這類止痛藥的長期處方。

### ・類固醇藥物：

類固醇是最傳統的消炎藥物，但因為副作用較為廣泛，因此較少用於單純止痛，通常只有在急性發炎疼痛時才會短期使用。

當病患因風濕免疫疾病引起的發炎疼痛而需長期使用類固醇時，絕不可突然停藥，需要逐漸減少藥物劑量來達成停藥，以免產生嚴重併發症。

除了以上幾種口服劑型的止痛藥，消炎止痛藥物也有外用劑型（貼布或藥膏），主要針對局部疼痛部位來使用，除非發生皮膚過敏，一般來說無需擔心全身性副作用。

## 止痛藥效果 來自正確用藥觀念及信心

使用止痛藥物的原則無它，最重要的就是觀察藥效及副作用，與醫師共同合作，調整出最適合的藥物組合。只要了解各類藥物特性，就能以正面心態接受止痛藥物治療，並從中獲得最佳療效。

# 低能量血管內雷射治療

**黃士峯**
臺北榮民總醫院神經修復科　主治醫師
教育部審定　助理教授

雷射是「激發輻射產生光波放大」英文縮寫簡稱的中文音譯，是一種高指向性，單一波長的光束。

雷射廣泛應用於臨床醫學，可以分為用來燒灼、切割及改變組織結構的高能量雷射，以及用於光能生物調節的低能量雷射。低能量雷射泛指能量低於一瓦特的雷射。

人體受傷後，細胞逐漸壞死，會釋放出很多化學物質，這些物質可能會傷害其他周圍的細胞，並且阻礙細胞的生長修復。

低能量雷射治療藉由光能生物調節機轉，激發稱為「細胞發電廠」的粒線體，提高呼吸作用產生能量，增進紅血球的變形能力，以利通過狹窄的血管促進血流循環，降低血小板的凝集減少血栓的產生，清除身體中的過氧化物及自由基，提高身體的抗氧化能力，減低身體發炎反應，對於身體組織受傷後的修復有積極正面的效果。

有些位於身體較深處的組織，例如腦部與脊髓，因與外層皮膚距離較遠，如果由外部照射雷射治療，並不容易穿透，容易被遮擋。因此會利用靜脈留置方式放入光纖導管，讓低能量雷射直接照射血液，利用血液的全身循環來達到治療目的。

治療時，雷射光要避免直接照射到眼睛，對視網膜細胞造成傷害。如果有對光過敏的症狀，比方曬太陽後皮膚會紅腫脫皮，就不適合接受雷射治療。

雷射治療是一項輔助的治療，提供身體一個良好的環境，以及健康富有能量的細胞，使身體能順利修復受損組織。低能量血管內雷射治療是專業的治療項目，若有醫療相關問題可以請教專業的醫師協助。

第四章

# 術式

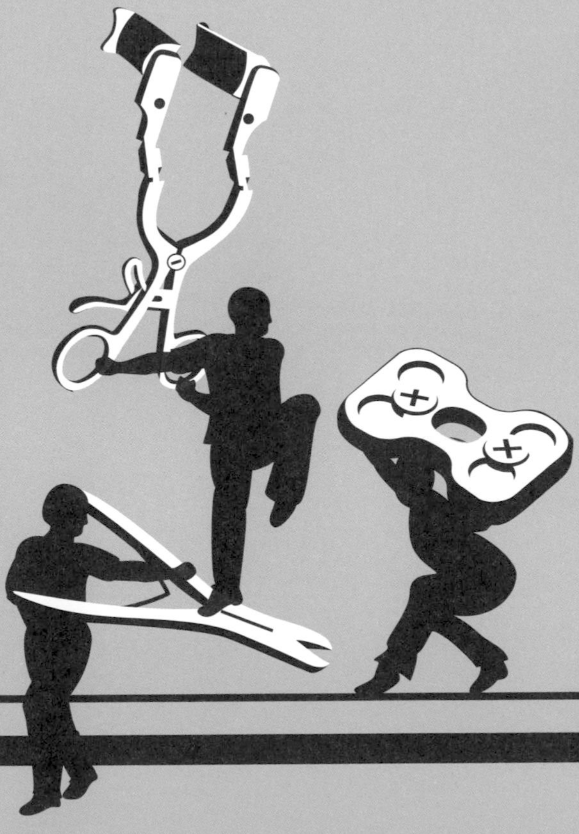

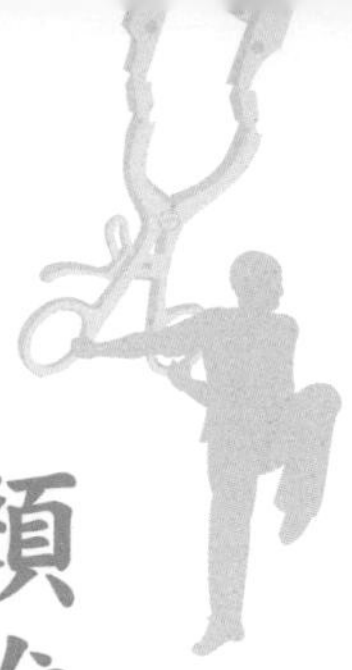

# 頸椎人工椎間盤手術

**杜宗熹**
臺北榮民總醫院神經外科　主治醫師
國立陽明交通大學醫學系外科　助理教授

今天的門診連續來了幾個病人：

第一位是七十幾歲、國中畢業就在雲林老家種田的楊阿伯，長年彎下腰工作，最近幾年開始覺得背部又痠又痛，本來不以為意，直到最近下肢痠麻、走路不穩，常常被自己絆倒，才被兒子帶到門診來求助。

第二位是四十幾歲的建築工地工人阿健。爸媽幫他取名字「阿健」，讓他過去好長一段時間真的壯的像頭牛，每天扛鋼筋水泥都沒問題。直到去年肩頸開始痠痛，阿健也以為是落枕，沒想到最近半夜經常因為痠麻的感覺而痛醒，影響情緒也影響工作。

第三位是三十多歲的自由作家小文。每次接到案子，小文就得花好幾個月，每天十幾小時對著電腦伏案寫作，各種肩頸不舒服的「症頭」像鬼魅一樣侵襲她。後來不止肩頸痛，竟然沒力氣拿筷子、梳頭髮梳子握不住，最後連襯衫扣子也無法自己扣起來。

楊阿伯、阿健、小文這三位看起來風馬牛不相及的病患，其實都是發生了同樣的問題——頸椎退化、椎間盤突出壓迫到神經，需要開刀治療。

相關文章
**頸椎椎間盤突出**
上冊第二章第一篇第72頁

## 頸椎退化免驚！人工椎間盤手術成效佳

場景再回到楊阿伯。

「開刀！某湯喔，我會驚！」楊阿伯一聽到「開刀」，馬上跳起來，一臉驚恐說：「脖子要開刀很危險勒！開刀過程有什麼差錯，我就全身癱瘓啊。」

「現在頸椎手術的安全性及治療效果都很好，風險也不高，患者開完刀以後的滿意度都很高喔！」我這樣告訴他。

楊阿伯還是很猶豫：「阿開完脖子是不是就不會動了？聽說那個頸圈要戴很久捏……」

當然，最後楊阿伯還是接受了手術，而且復原情況良好，一段時間後來回診，已經可以活動自如；楊阿伯甚至還介紹了好幾個鄉里間有同樣情況的好朋友來開刀。

不只楊阿伯，阿健、小文也都是接受同樣的「頸椎人工椎間盤手術」，開完刀後脖子活動比較自然，頸圈也不用戴太久。

生活型態改變、3C使用頻率變高，楊阿伯、阿健、小文這類有頸椎退化問題的人越來越多。頸椎退化手術治療首推一九六〇年代開始的「頸椎前位手術」。在那個大多數手術技術都還「原始」的年代，頸椎前位手術被譽為橫空出世的微創手術創始。

頸椎前位手術能夠獲得全世界神經外科醫師青睞的原因之一，在於它對頸部組織的破壞極為輕微。

頸椎前位手術包含了將壓迫神經的椎間盤移除以達到神經減壓，以及移除後的椎間盤空間重建兩個部分。

標準的重建方式是植入自體骨，或是俗稱骨籠或墊片的人造骨材，來使兩個椎體骨頭生長連接在一起，稱為「骨融合」。成功融合後的手術節位不再活動，因而可以去除關節活動引起的疼痛，也避免機械性活動引起的進一步退化。

頸椎前位手術的治療效果，取決於兩個重點：第一個是椎間盤切除的減壓效果；第二則是骨融合的完整程度。為了能提高融合率，在完成頸椎前位手術後，病患必須嚴格佩戴頸圈至少三個月。

骨融合率也和其他因素有關，當融合的脊椎節數越多，整體融合率便會降低。前位椎間盤切除及骨融合手術因為效果良好、術後滿意度高，到現在為止都是治療頸椎退化性病變的黃金標準。


相關文章

**頸椎間盤切除融合術**
上冊第四章第二篇第226頁

**頸椎前位混成手術**
上冊第四章第三篇第235頁

## 鄰近節退化病變 融合手術的必然之惡

前位椎間盤切除及骨融合手術以去除頸椎關節活動的方式來去除關節疼痛、避免當節脊椎退化，效果良好，但這也不是百分之百完美的解決方案。骨融合有一些必然的負面影響，其中之一就是：脖子活動度減少。

正常一節頸椎在抬頭、低頭動作中需要的角度因人而異，平均活動度在七到十五度間，又以頸椎第四、五節以及第五、六節的活動度較大，這些節位自然也較常產生退化現象。融合手術後，這些節位的活動度喪失，造成術後脖子活動較為僵硬，日常生活的頸部活動，就得靠在融合節位隔壁的可活動節位代償，增加鄰近節位負擔，間接造成鄰近節退化病變的加速。

根據統計，頸椎融合手術後，十年內約有百分之二十五的病人會產生鄰近節病變，而經常需要再次手術治療；需要融合的節數越長，頸部活動度以及鄰近節病變的影響越大、骨融合的程度也會下降。

相關文章

**頸椎前位椎體切除手術概述和手術適應症**

上冊第四章第四篇第243頁

## 頸椎人工椎間盤的突破

人工椎間盤手術從廣義上來說就是一種關節置換手術。人工關節手術最早的發展是由骨科開始，主要治療關節退化，尤其是應用在髖關節、膝關節這類大關節上。

在早期沒有人工關節技術和有效止痛藥物的時代，對於常見的膝關節或髖關節炎，嚴重時只能以關節融合術來治療，也就是打石膏讓膝關節固定。打了幾個月的石膏，膝關節僵化不能動，關節也就不再疼痛；然而換來的卻是膝關節不能活動的重大生活不便。現代人應該很難想像，當年用這麼原始的方式治療膝蓋退化性關節炎。

（咦，這是不是很有頸椎融合手術的既視感……）

和膝關節、髖關節相比，頸椎關節的活動型態又更複雜，除了有前屈後仰、左右側彎，還有旋轉、前後移行，以及吸收衝擊的作用。

早期沒有材料技術可以製作符合頸椎椎間盤功能的產品，一直到最近十多年材料及醫工技術進步，逐漸成功發展出頸椎的人工椎間盤產品。而在此同時，脊椎醫學界對頸椎融合手術造成的鄰近節病變持續研究、探討更好的解決方案，頸椎人工椎間盤手術一路蓬勃發展。

## 超越黃金標準的選擇：頸椎人工椎間盤手術

為了瞭解頸椎人工椎間盤手術與前位椎間盤切除及骨融合手術的療效差異，醫學界進行了許多前瞻性隨機對照試驗，試驗結果顯示這兩種手術方式的臨床效果同樣優秀。

外科醫學界幾乎沒有其他手術，能夠擁有和頸椎人工椎間盤手術同樣被如此眾多前瞻性隨機對照試驗後還能千錘百鍊、重重確認的卓越效果，可謂「在『黃金標準』——前位椎間盤切除及骨融合手術外的另一個黃金選擇」。

頸椎人工椎間盤手術與頸椎骨融合手術最主要的差異在於：頸椎人工椎間盤手術是在椎間盤切除後，置入模擬自然椎間盤活動的人工椎間盤，以維持頸椎活動，而非以固定不動的骨頭或骨盤來將脊椎骨融合。

經過多年研究後，醫學界確認了頸椎人工椎間盤手術有以下效果：

- 與融合手術一樣，可以有效改善臨床症狀，效果顯著。
- 術後可以維持頸椎的活動度。
- 減少鄰近節病變，降低需要二次手術的機率。

頸椎人工椎間盤手術因為沒有骨融合的需求，術後不需長期配戴頸圈，對於較不容易骨融合的病患（例如長期菸癮者），就是一個不錯的手術選項。（當然最好還是要戒菸啦！）

而節數越多的頸椎退化疾病，在合適病症的情況下以人工椎間盤治療，得到的益處就會越顯著。

在臺北榮總神經修復科團隊的研究中，術前頸椎活動度較差的病患，以人工椎間盤手術治療後，還是能有效回復活動幅度，顯示人工椎間盤手術不但能保存頸椎活動度，也有重建活動度的功效。

## 頸椎人工椎間盤手術的注意事項

頸椎人工椎間盤手術也是一種前位頸椎手術，因此在手術結束後的初期一樣可能出現喉嚨腫痛、吞嚥不適的情況。此外，人工椎間盤手術還有一些獨特的術後變化，例如：異位性骨化、椎體前方骨吸收……等。

臺北榮總神經修復科團隊在臺灣發展人工椎間盤手術有執牛耳的重要地位。身為團隊其中一員，筆者對人工椎間盤手術有多篇論文研究，提供醫學界增加手術效果與減少手術併發症的許多重要參考依據。

## 頸椎退化疾病終極解決方案

簡而言之，脊椎的退化過程其實就是一個逐漸失去脊椎活動性的過程，而藉由人工椎間盤手術治療脊椎退化所引起不適症狀的同時，也適度保留了脊椎的活動度，延緩活動度的喪失，甚至回復失去的活動度，比起術後立即失去活動度的骨融合手術，人工椎間盤手術是最順應自然觀念的脊椎手術方式，也可以視為頸椎退化疾病的終極解決方案，是加強版的黃金治療標準。

文章出處：


1 Tu TH, Kuo CH, Huang WC, Fay LY, Cheng H, Wu JC: Effects of smoking on cervical disc arthroplasty. J Neurosurg Spine 30:168-174, 2019

2 Tu TH, Lee CY, Kuo CH, Wu JC, Chang HK, Fay LY, et al: Cervical disc arthroplasty for less-mobile discs. J Neurosurg Spine 31:310-316, 2019

3 Tu TH, Wu JC, Huang WC, Wu CL, Ko CC, Cheng H: The effects of carpentry on heterotopic ossification and mobility in cervical arthroplasty: determination by computed tomography with a minimum 2-year follow-up: Clinical article. J Neurosurg Spine 16:601-609, 2012

# 頸椎間盤切除融合術

**費立宇**
臺北榮民總醫院神經外科 主治醫師
國立陽明交通大學醫學系外科 助理教授

頸椎狹窄，是當頸椎部位的脊髓及神經根因為所在的脊椎腔及神經孔洞變狹窄，導致神經受壓迫的症狀。

造成頸椎狹窄的原因可能有：椎骨或軟組織（韌帶）因增生、肥厚、鈣化或椎間盤突出。

## 頸椎狹窄 現代人文明病

頸椎狹窄的原因，和現代人的生活習慣有關，例如：

- 姿勢不良，長期不當使用 3C 產品等。
- 椎間盤退化失去彈性及椎間盤突出。
- 運動傷害、外傷性骨折脫位等。

## 頸椎狹窄的症狀

頸椎狹窄造成的症狀有：頸部痠痛、頭痛，肩膀、手臂、手指麻痛。嚴重一點會有雙手無力、笨拙、無法做精細動作的情況；或是雙腳無力、感覺變差、步態不穩，易跌倒。無論輕重，這些症狀都會嚴重影響生活。

相關文章
**手麻與手痛**
上冊第一章第一篇第38頁

## 頸椎狹窄的治療

頸椎狹窄通常以椎間盤手術來治療。傳統的椎間盤手術，是將整個椎間盤切除後，置入病人本身的骨頭或人造撐開物，達到骨融合的目的。

但即使手術成功，接受手術的那一節椎間盤，也會因此失去原本應負荷重力及扭力的功能，而將負荷轉移至其上下節椎間盤，增加它們日後產生退化性病變的機會。

神經外科醫師及骨科醫師們多年來，一直苦思如何解決這個問題。

瑞典卡洛琳斯卡醫學院神經科學博士、現任臺北榮總神經醫學中心副主任暨神經醫學中心神經修復科主治醫師鄭宏志，早在二〇〇五年就曾經表示：「臺北榮總神經外科及骨科醫師一直希望能有一個材料植入刮除椎間盤後的空間，來取代椎間盤的功能，人工椎間盤也因此在千禧年後應運而生。」

然而這樣，傳統的椎間盤切除暨骨融合手術就完全沒有角色了嗎？

當然不是如此！人工椎間盤及傳統骨融合手術各有其角色及必要性。

當頸椎的骨頭穩定性不佳、脊椎缺乏穩定性、椎間盤退化導致椎間盤高度太小、頸脊椎滑脫導致水平位移過大，或是脊椎骨前後距離過小可能會無法放置……這些狀況都相對地不適合使用人工椎間盤。但必須注意的是，所謂「相對」，意思是指仍可由醫師根據開刀的狀況來決定，並不是絕對不能放置。

## 什麼是頸椎椎間盤切除暨骨融合手術？

第一步，將退化的椎間盤及骨刺壓迫到神經的部分徹底清除。

第二步，將椎間盤頭尾兩塊骨頭做穩定的骨融合手術。

為什麼要做骨頭融合？因為以往若沒有放置墊物取代椎間盤高度，脊椎兩側神經孔經常會壓迫到神經根，造成新的症狀。後來這個手術使用病患自己的骨頭，將切除掉的椎間盤空隙重新墊高並加強穩定。使用自己骨頭的好處是骨頭生長及骨頭融合機會很高，缺點則是病患切除骨頭處的疼痛會比頸椎手術部位的傷口還要高出許多，在以往沒有人工物品可以取代時，這是唯一方法。然而因為骨頭的傷口疼痛度很難被病人接受，醫學界便又開始思考其他方式。

替代傳統使用自己骨頭的第一個方式，是以不鏽鋼骨籠當作椎間盤切除後的墊高取代物。但不鏽鋼骨籠雖然堅固，對骨頭來說硬度太硬，有時會造成病患骨頭塌陷，產生不鏽鋼骨籠陷入正常骨頭內的問題。

接著出現了高分子聚合物骨籠，增加手術舒適性，病患對手術接受度自然提高。高分子聚合物的骨籠硬度接近人體骨頭，但因為塑膠骨頭生長性並不好，必須在骨籠內的預留空間放置能夠促進骨頭生長的人工骨，以免骨融合失敗，造成假性關節，屆時病患可能要再開一次刀。

近幾年來，對於骨質疏鬆病患或是高齡患者，出現了金屬特製的骨籠。這種骨籠軟硬度同樣接近人體骨頭，但因其多孔性設計，讓骨頭容易生長進去，金屬本身也有誘導及誘發骨頭融合的特性。

骨頭融合手術就像是骨折手術，只是這種骨頭間的破壞是刻意設計造成的，醫師們都希望骨頭能在六週到十二週間強壯的生長在一起。若無法順利在手術後的脊椎骨間生長，可能會有些微不穩定，使病人症狀無法完全緩解。因此，神經外科醫師一般都會建議病患儘量要使用能增加骨頭生長的人工骨。

相關文章
頸椎人工椎間盤手術
上冊第四章第一篇第216頁

## 頸椎前位固定版 可增加術後骨頭穩定及融合

除了各種材質的骨籠之外，患者也可以使用各種頸椎前位固定板來增加手術後骨頭的穩定性及融合性。

目前各國期刊建議，越是長節的頸椎椎間盤切除暨骨頭融合手術節位，越應該使用頸椎前位固定板。然而頸椎前位固定板材質各異，有完全固定式，也有部分活動式。

如果是年紀比較輕的椎間盤凸出，或是外傷性造成的頸脊髓神經壓迫，通常建議使用完全固定式的頸椎前位固定版，固定以及復位效果最好，也最能夠增加骨頭支撐力。

如果是骨質疏鬆的病患，或是年紀稍微大的病患，以及太長節固定的病患，通常建議使用部分活動式的頸椎前位固定版。

骨質較差的病患，使用頸椎前位固定板較有可能產生骨籠下陷進脊椎體的併發症。

當骨籠下陷進脊椎體深度太深，超過頸椎前位固定板能夠承受的形變量，就有可能產生固定板鬆脫滑落。固定板鬆脫滑落大多沒有症狀，但有時會產生螺釘鬆脫、往前位移擠壓食道的可能，也可能完全失去固定作用。所以頸椎前位固定板鬆脫的時候，是有可能要再次進行手術的。

頸椎椎間盤切除暨骨融合手術一直是治療頸脊椎退化性病變、頸脊髓神經根病變，以及大部份頸脊髓損傷的標準手術。多年來臨床上的觀察，治療效果良好，病患滿意度也相當高。相較於新式人工椎間盤所需要的高額費用，頸椎椎間盤切除暨骨融合手術對病患的經濟負擔相對較輕。

然而骨融合手術之後對頸椎活動度的犧牲，卻是不可避免的。

人體的頸椎一共有七節，頸椎第一及第二節的活動度最大，大約占了百分之三十到四十的活動度貢獻；但頸椎第一及第二節的退化非常少。

而頸椎第三節到第七節之間，以頸椎第五、六節間活動度最大，貢獻大約百分之十五到廿左右的活動度。剩下的每一節椎間盤，大約各貢獻百分之五到十左右的活動度。所以固定頸椎第五、六節的椎間盤時，就得犧牲許多活動度。

依此類推，當固定的椎間盤節數越多，頸椎的活動度就會變少，少數病患也會覺得頸椎容易僵硬，手術後容易出現後頸部痠痛的問題。頸椎活動度變小，也會造成生活不方便，有些病患會抱怨開車時，無法往後看以確認距離。

## 鄰近節症候群

除了活動度減少外，頸椎椎間盤切除暨骨頭融合手術還有另一項缺點：產生鄰近節症候群。

什麼是鄰近節症候群？

以工人挑水為例，當七位工人正常上班時，大家可以有固定輪休，比較沒有過勞的狀況。而當其中兩位工人辭職，剩下五位工人，能夠休息的時間就變少了，工作負荷變得更大，工人就容易產生過勞生病的狀況。

所以若頸椎有某節椎間盤被切除及骨融合後，可能使健康的椎間盤更容易產生退化性病變。所幸，目前已有研究顯示，人工椎間盤可有效降低鄰近節症候群。

## 神外醫師心內話……

頸椎椎間盤切除及骨頭融合術，到目前仍是神經外科治療頸椎病變的標準治療方法，健保也給付大部分的醫材，病患負擔不大，滿意度高。

新式人工椎間盤雖有其優點，但也有包括單價高的諸多缺點，並非每位病患都能達到預期效果，也並不是救命醫材，是屬於類似醫學美容的額外選擇。

# 頸椎前位混成手術

**張鵬遠**
衛福部桃園醫院神經外科　主治醫師
國立陽明交通大學醫學系外科　講師

頸椎前位手術在全球脊椎醫學界發展歷史已久。最早從一九五〇年代起便有相關論文記載，至今已經超過七十年，是相當成熟的手術方式。

在符合適應症的情況下，如果病患有頸椎節段椎間盤突出問題必須以手術治療，頸椎前位手術是目前國內外脊椎醫學界的首選。

頸椎前位手術優點很多，包括：

- 可以針對突出的椎間盤直接進行移除減壓
- 減少脊髓中樞神經的壓迫

- 傷口破壞少
- 美觀
- 恢復快
- 術後疼痛指數低
- 失血量低

針對單一節段而言，在移除該節椎間盤後，後續所進行重建的方式不外乎：民間俗稱椎籠、椎間支架、椎間籠架、珠仔（臺語）的椎間固定式支架；另一個則是俗稱活動式或可動式支架的活動式人工椎間盤。

## 骨融合手術與鄰近節病變

移除有病變的椎間盤後以置入固定式支架來重建，這類手術稱為骨融合手術。

骨融合手術的目的在進行椎骨間的融合，椎骨融合後該節段便可視為凍結，也就是幾乎不會再有其他病變的機會，是全球頸椎前位手術最正統也最傳統的方式，既安全又可靠。

由於頸椎骨融合的比率比起其他部位來的高，這類手術被視為治療頸椎退化的黃金標準。然而，骨融合手術的優點從另一角度也相對形成它的缺點，最顯而易見的就是活動度的減少。

這是因為脊椎的活動仰賴各節椎骨之間的椎間盤所提供的活動加總而成。根據統計，頸椎部分單一節段椎間盤所提供的活動度大約為七到十度；骨融合後將導致該節活動度喪失，而且固定越多節段（放置越多支架）頸椎整體活動度就會越低。

此外，固定節段的上下鄰近節，也容易發生提早加速退化的相關病變。研究發現，融合節段的上一節椎間盤內壓力會增加約百分之五十，而在融合節段的下一節椎間盤內壓力則會增加百分之二十五，因此進行融合手術後對鄰近節的影響不容小覷。這類病變在醫學上稱為鄰近節病變。

臨床觀察統計，有症狀的鄰近節病變年發生率約在百分之三，而在頸椎融合手術後，十年內的盛行率約為百分之二十五。產生這類鄰近節病變的風險因子，包括：頸椎第五到七節進行骨融合、原本便存在的頸椎退化、以及骨融合手術的年紀大於六十歲等。

## 人工椎間盤全置換術 術後滿意度高

為了克服鄰近節病變的問題，四十年前脊椎醫學界開始發展人工椎間盤全置換術，讓病患在移除椎間盤後，可以選擇放入可動式人工椎間盤的重建方式。

人工椎間盤置換術經過數十年優化，目前全球已有許多不同的人工椎間盤產品可供選擇，成為治療頸椎退化性疾患的首選之一。

人工椎間盤置換術手術效果、安全性都和傳統融合手術相當；臨床上，人工椎間盤置換術發生鄰近節病變的機率大幅下降，需要接受二次手術患者比例也更低。最重要的是，人工椎間盤置換手術保持了頸椎的活動度，也同時提高術後患者滿意度。

相關文章
**頸椎人工椎間盤手術**
上冊第四章第一篇第216頁

## 多節段病患的另一個選擇：混成手術

即便人工椎間盤的術後表現如此優異，但並不是每位病患或每個節段都適合進行此類重建方式，特別是有多節段、長節段需要手術的患者。

因此，在不同節段混和搭配，使用「椎間支架融合」或是「人工椎間盤置換」等不同裝置進行減壓後重建的混成手術（或稱混搭手術）也就因應而生，成為此類患者在骨融合手術及人工椎間盤全置換術外的另一個選項。

混成手術主要針對因為多節退化而每個節段退化嚴重程度不一，而無法單純以融合或全用人工椎間盤的患者進行治療。

混成手術最大的優點是：可以在較不適合放置人工椎間盤的節段進行融合，並搭以部分人工椎間盤，以增加術後頸椎活動度，同時巧妙避免前述的鄰近節病變，一舉數得。

混成手術應該在哪一節段放置哪些裝置呢？臨床上有幾個基本選擇原則：

- 有明顯前曲（前彎）的頸椎節段，盡量進行融合手術。

這類前彎節段由於違反頸椎本身後彎的人體工學，往往較為退化，也常有骨刺形成，這使得在進行人工椎間盤置換術後，人工椎間盤活動度不高，並有較高的風險產生位移。融合手術可以藉由放置固定式支架來進行前彎校正，回復頸椎該有的後曲弧度。

- 有明顯後縱韌帶鈣化的節段，建議進行融合手術。後縱韌帶鈣化本身即為嚴重退化的指標之一，通常建議有這種情況的患者進行椎骨移除手術，以放置固定式支架進行骨融合，方能較為安全地進行神經減壓步驟。

- 過度嚴重退化的節段盡量進行融合。通常在嚴重退化的節段會伴隨贅生骨，也就是骨刺的產生，使活動度大減，椎間盤的高度也相對狹窄，放置人工椎間盤後的活動度較不如預期，適合進行骨融合。

- 活動度較大的節段盡量放置人工椎間盤。頸椎每一節椎間盤都有其活動度，但在頸椎第四節至第六節為活動度較大的節段，這些節段的椎間盤病變，假使在術前尚具備該有的活動度，融合術後活動度往往還是會被犧牲，頸椎整體活動顯著減少，放置人工椎間盤則可以避免這樣的情況。

- 在融合節段的鄰近節盡量放置人工椎間盤，以減少鄰近節病變的產生。

相關文章
頸椎間盤切除融合術
上冊第四章第二篇第226頁

## 結論

- 融合手術既傳統又安全，每個節段都可以進行。
- 融合手術造成活動度減少及產生鄰近節病變的後遺症與缺點，可以人工椎間盤置換克服。
- 混成手術可以同時兼顧頸椎弧度與型態的修正，並保有部分頸椎活動度，同時減少融合手術後的後遺症，特別適合用來治療多節頸椎退化症。
- 國內外知名醫學期刊已有大量研究與證據，證實混成手術確有其有效性與安全性。國內對於

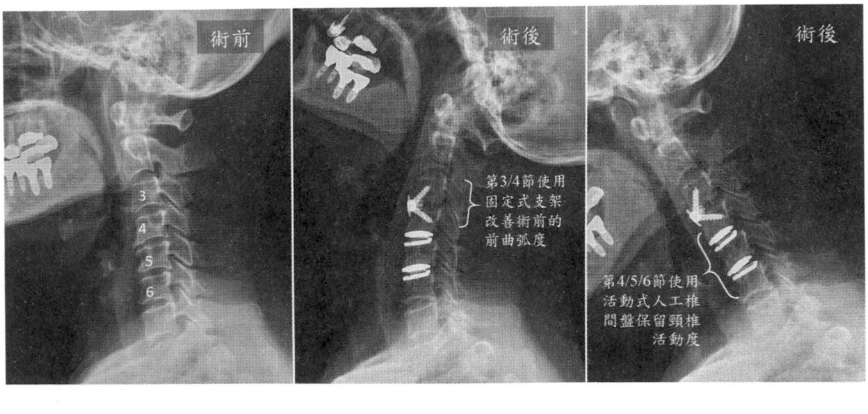
術前
3
4
5
6
術後
第3/4節使用
固定式支架
改善術前的
前曲弧度
術後
第4/5/6節使用
活動式人工椎
間盤保留頸椎
活動度

混成手術的研究與臨床發展，以臺北榮總神經外科為先驅，甚至有執全球脊椎醫學界牛耳的地位。

臺北榮總神經修復科團隊在包括《神經外科雜誌》、《神經外科聚焦》等全球神經外科界名列前茅的醫學期刊發表多篇相關論文。其中，二〇一六年《世界神經外科雜誌》發表了北榮神經修復科張軒侃醫師的頸椎長節段手術研究，張醫師在論文結論寫道：

「頸椎前位混成手術不僅顯示了病患在臨床上顯著的改善與影像上的成效，融合度與活動度皆達到高融合度與保留頸椎活動度的超高水準，術後對於神經脊髓病變的改善更是顯著。我們相信，頸椎前位混成手術是治療此類患者合理且實際的手術方式！」

相關文章

**頸椎前位椎體切除手術概述和手術適應症**

上冊第四章第四篇第243頁

# 頸椎前位椎體切除手術概述和手術適應症

張軒侃
臺北榮民總醫院神經外科　主治醫師
國立陽明交通大學醫學系外科　助理教授

頸椎前位椎體切除融合術通常用在有症狀、進行性頸椎管狹窄、脊髓病變患者，頸椎後縱韌帶骨化的病患也常需要進行這項手術，來移除躲在椎體骨後面的「骨化後縱韌帶」，或是去除壓迫脊髓和脊神經的大型、長節關節炎骨刺。

為了達到最好的手術效果，神經外科醫師需要移除幾乎整個椎體和椎間盤，並用一塊骨椎體取代物修補移除後的空缺，讓取代物與脊椎融合在一起，保持頸椎的穩定性。

## 頸椎前位錐體切除手術這樣做

病患在全身麻醉下，仰臥躺在手術檯上，一般在頸部中線靠右側的一個摺痕處做一個數公分（取決於層數）的橫向切口。

將氣管食道和頸動脈（包含頸部血管的區域）小心地輕輕分開後，再使用小型傷口撐開器固定，神經外科醫師便可以在手術顯微鏡下看到前側椎體和椎間盤，同時使用術中放射線確認頸椎節數位置後，進行完整的椎體切除術和椎間盤切除術；在去除壓迫性病變後，脊髓和神經就能夠恢復到正常大小和形狀。醫師還會檢查周圍區域，確保沒有剩餘的壓縮刺或椎間盤碎片。

骨頭重建時，醫師會選擇合適尺寸的植入物，以恢復正常的椎間盤空間高度，將植入物輕輕敲入兩個椎體之間的空間；再放置一塊小的鈦金屬骨板，用小螺釘固定在椎骨上，賦予結構立即穩定性並實現最佳的骨融合狀況。最後使用放射線確認金屬植入物和骨板固定在適當位置。總手術時間取決於所涉及的脊椎節段數量，一般落在二至三個小時。

相關文章
**頸椎間盤切除融合術**
上冊第四章第二篇第226頁

## 頸椎前位錐體切除手術的術後護理

大多數患者通常在手術後二至三天就可以回家，術後四至六週內避免大幅度彎曲和扭曲頸部，六至八週後便可以慢慢彎曲和扭轉頸部。但要注意的是，術後十二週內不可提重物。

傷口拆線後可以不覆蓋紗布保護，但傷口區域要保持清潔乾燥；傷口完全癒合前不應弄濕傷口，手術後兩週左右可以洗澡。

為了保護開刀後的頸椎、幫助手術部位的骨頭癒合，手術後的三個月間，都應該配戴合格的「頸圈」。

## 術後三到八週間 可以駕車或坐車

當疼痛減輕到輕微程度，而且頸部活動性有所改善，能夠轉動脖子；身體也可以看到左右方向時，便可開始駕駛車輛，通常是在手術後三至八週之間。

如果還需要服用止痛藥或肌肉鬆弛劑，則可能會有嗜睡或精神不佳的副作用，就不能開車。

術後剛開始駕車時，建議在有人陪同下嘗試駕駛一小段路，觀察是否出現疼痛加劇的狀況；短途駕駛無虞後，便可以逐漸拉長單獨駕駛的距離。

## 術後疼痛感 決定重返工作和運動時機

一般建議手術後避免繁重的工作和舉重，最早可以在術後二至四週恢復輕鬆工作，但具體時間需取決於每個患者手術疼痛消退的程度。

術後六至八個月，當手術疼痛減輕、頸部和背部力量恢復後，就可以參加低強度的體育和娛樂活動。

## 術後按時回診 有助恢復進度

在進行頸椎前位椎體切除融合術後八至十二天，患者需回診拆線、檢視傷口。之後主治醫師通常會安排每四至六週回診，回診時會拍攝放射線確認手術骨融合區域是否穩定、植入物位置是否正常。

一般在術後三至六個月內需要較為密集的回診；隨著狀況越來越穩定，將會逐漸拉長回診時間。

對於有症狀的、逐漸惡化的頸椎狹窄症和脊髓病變患者，頸椎前位椎體切除融合手術具有良好的治療效果，能幫助改善疼痛和神經功能障礙，並防止進一步的神經功能惡化和癱瘓。

大量醫學研究已經證實，前位頸椎椎體切除術和融合手術有超過九成的優異治療效果，使用鈦金屬骨板可以明顯提高椎體骨融合率，大多數患者的疼痛和功能會逐漸改善。

在最新研究中，若頸椎病變有較長節段需要進行手術（大於三節者），可選擇在不需骨融合的頸椎節段，同時合併使用頸椎人工椎間盤置入，以避免過多的節段骨融合讓頸椎活動力變得較僵硬，增加鄰近節可能病變的機率。

相關文章
**頸椎前位混成手術**
上冊第四章第三篇第235頁

# 寰樞椎與枕頸固定

**張志漳**
臺北榮民總醫院神經外科 主治醫師
國立陽明交通大學醫學系外科 講師

寰樞椎脫位是嚴重且不可逆的疾病，常會造成嚴重的神經功能損傷，使病人日常活動與生活品質受到巨變。

## 寰樞椎脫位的治療演進

寰樞椎脫位的治療，在臨床醫學經過多次演進，由最早期的頸椎外固定器固定演變到內固定手術。

內固定手術也經歷多次變革。早期使用鋼絲捆綁寰樞椎椎弓的固定方式，但這方法並不牢靠，固定成功率只有七成左右；因此，一九九〇年代，醫學界發展出使用鋼釘來固定寰樞椎的手術，初期使用兩根鋼釘（經關節螺釘）穿過兩側寰樞椎關節面，將寰樞椎固定。

這個用鋼釘來固定寰樞椎的手術，對寰樞椎脫位的治療是個劃時代的新方法，將固定成功率大幅提升到九成以上，成為寰樞椎脫位的標準治療。

## 術前復位的關鍵地位

在寰樞椎脫位的手術中，術前的復位占有舉足輕重的地位。

這是因為寰樞椎脫位會造成脊髓的壓迫，而固定手術本身並無法解除神經壓迫，如果術前無法成功復位，手術就必須同時進行神經減壓與內固定才能得到最好的治療效果。

復位的過程會進行頸椎牽引，同時拍攝連續追蹤放射線，如果放射線顯示復位成功，則以復位姿勢穿戴頸椎外固定器等待手術。

## 寰樞椎脫位手術

手術時，病人穿戴頸椎外固定器，經過插管全身麻醉後，以俯臥姿勢固定在手術床上，醫師會在頸後中線處劃開一道約十公分傷口，剝離肌肉組織露出寰樞椎的椎弓，同時露出寰樞椎螺釘置入的位置，經由放射線或電腦輔助導航系統導引下，將螺釘置入。

如果術前復位沒有成功，就需要進行減壓手術，將寰樞椎的椎板切除，再將寰樞椎以螺釘連接，在寰樞椎側邊鋪上自體骨或人工骨來促進骨融合。

寰樞椎脫位手術結束後，將立即移除頸椎外固定器，改戴硬式頸圈三個月。

## 枕頸脫位

頭頸交界處除了寰樞關節外，還有一個重要構造——寰枕關節，也就是頭部與第一頸椎形成的關節。第一頸椎靠著寰枕關節與韌帶來支撐頭部，並提供頭部的活動度。

當寰枕關節遭到破壞，就可能導致寰枕關節脫位，最常見的原因是外傷，其餘還有自體免疫疾病、感染、腫瘤、醫源性（減壓手術導致不穩定）與先天性發育異常等。

枕頸脫位的常見症狀與寰樞椎脫位類似，包含：頸部疼痛、頭痛、顱神經功能異常、四肢無力、癱瘓、猝死等。

寰枕固定的手術方式經過了長期演化。

一九六〇年代的手術方式是從病人的骼骨（髖骨後半部）取一大塊，將這自體骨擺放在枕骨與寰樞椎的椎板上，之後穿戴頸椎外固定器固定直到骨融合。這樣的手術成功率極低，很快就被廢棄了。

一九七〇年代，有醫師在前述手術的基礎上增加鋼索綑綁，來達到更好的固定效果。作法是將自體骨以鋼索綁在枕骨、寰椎與樞椎的椎板，雖然增加了鋼索來固定自體骨，但失敗率還是高到令人無法接受。

到了一九八〇年代，開始有醫師嘗試使用鋼索與不鏽鋼桿來固定。利用鋼索將不鏽鋼桿綁在枕骨與寰樞椎，這樣的手術方式雖然大幅增強穩定度，但術後仍得使用頸椎外固定器。

進入一九九〇年代後，隨著使用鋼釘固定寰樞椎的普及，以枕骨鋼板合併寰樞椎螺釘固定成為標準治療，讓寰樞椎在術後立即得到穩定，術後不需要使用頸椎外固定器，只需穿戴硬式頸圈即可。

頭頸交界處病變的治療，包含寰樞椎固定、枕頸固定等，都是在復位後由頸椎後方進行固定手術，沒有復位的病人則可以經由後位手術減壓，減少神經壓迫。

但是，並非所有病人都能以後位減壓手術解決神經壓迫的問題。

比方說，類風濕性關節炎病人因為齒狀突旁韌帶常因反覆發炎增生很多組織，增生的組織造成脊髓前側壓迫，使後位減壓沒有效果，需要由脊髓前側實行減壓手術。

另外像是顱底凹陷症，或是向前滑脫太遠的寰樞椎脫位，也都會造成脊髓的前壓迫，需由脊椎前側進入移除齒狀突，才能得到最好的治療效果。

## 齒狀突切除手術

齒狀突是上頸椎關節重要的骨性聯結結構，藉助於寰橫韌帶將齒狀突束縛來保持寰樞關節的穩定。

齒狀突切除手術的困難處在於齒狀突位在口腔或鼻腔深部，透過鼻腔或口腔小小的開口，很難露出手術視野，必須使用顯微鏡或是內視鏡等儀器來提供照明、放大視野。有賴於科技進步，手術顯微鏡與內視鏡品質提升，齒突切除手術的安全性，已經比之前提升許多。

## 不同病灶的不同手術途徑

### ・經口腔齒狀突切除

如要減壓的寰樞椎主要落在口腔段的後咽部，就會採取經口腔齒狀突切除術。

醫師使用撐開器撐開病人口腔，以術中導航或放射線確認寰樞椎的位置，在寰樞椎的位置上將後咽壁劃開，剝離後咽壁的組織即可露出寰椎前緣，在顯微鏡或是內視鏡輔助下將寰椎前緣以高速鑽頭移除，寰椎前緣移除後即可看到齒狀突，使用高速鑽頭將齒狀突移除即可達到前減壓的效果。

### ・經鼻腔齒狀突切除

手術流程與經口腔齒狀突切除大致類似，只是經鼻腔開口狹小，進行手術時必須使用內視鏡。

## 手術療效、併發症與術後照顧

齒狀突切除術直接減壓被壓迫的神經組織，效果非常顯著，治療成效良好。術後放置鼻胃管三到七天，等後咽壁的傷口癒合後才能恢復正常飲食。

因經由口腔或是鼻腔執行手術，而人體本身的口腔、鼻腔黏膜充滿細菌，術中很難維持完全無菌，使齒狀突切除手術和可以做到完全消毒的頸椎後位手術相比，傷口感染風險較高，也較容易併發後咽壁傷口癒合不良等問題。

## 結論

整體而言，目前臺灣臨床醫學界在頭頸交界處病灶的治療成效良好，併發症的比率大幅下降。臺北榮總神經修復科更在二〇一九年，以頭頸交界處的治療獲得了國家生技品質獎肯定，是寰樞椎疾病患者治療的黃金選擇！

相關文章

**頭頸交界處的異常：寰樞椎滑脫、顱底凹陷**

上冊第二章第三篇第91頁

# 頸椎後位手術：椎板切除減壓與內固定；椎板成形術

**張鵬遠**

衛福部桃園醫院神經外科　主治醫師
國立陽明交通大學醫學系外科　講師

頸椎的後位手術是一個歷史久遠、傳統且安全的手術方式。

在五〇年代以前，頸椎手術才剛剛起步沒多久，以當時的技術而言，前位手術所會遇到的器官，像是頸動脈、頸靜脈、食道、氣管等，都容易因為手術造成嚴重併發症，令醫師卻步，所以頸椎相關手術幾乎都是由後側來執行，這就是我們現在說的「頸椎後位手術」。

後位手術是由「脖子」後側、中線、較大的切口，撥開筋膜與肌肉，完整的暴露出保護著頸椎脊髓的骨頭，藉由完全或部分移除這個位置的骨頭結構（主要是脊突與椎板），來達到神經減壓的目的（如圖1）。

後位的頸椎手術根據減壓方式不同，可分為以下幾類：

**全椎板移除術**

頸椎脊髓所在的脊椎中央孔道是由脊突與雙側椎板包圍脊椎形成的空間，全椎板移除術是將後側的這兩個骨頭結構移除（如圖1與圖2），因此可做到最大程度的神經減壓。

然而這個過程會造成後側的骨骼肌肉結構受損，若僅進行全椎板切除者，有較高的機率發生頸椎不穩定，長期下來容易發生頸椎疼痛、前曲、變形等。



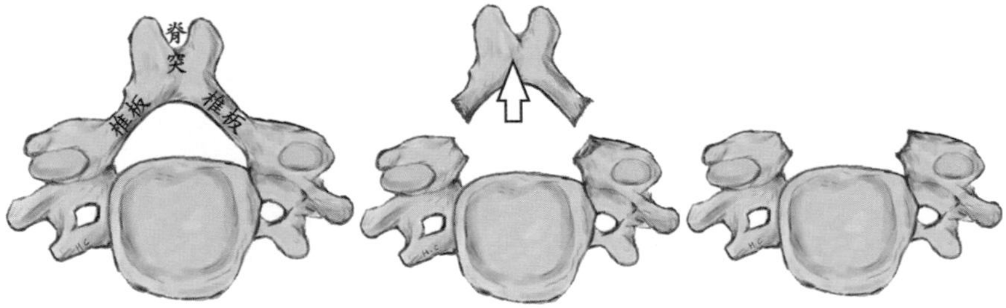


圖 1　神經減壓術

## 全椎板移除術併內固定

在做完全椎板切除術後，藉由置入骨釘等方式做頸椎的內固定，這是避免頸椎減壓術後的不穩定與變形的方法之一。

頸椎內固定的好處如同腰椎的骨融合術，在於其安全、穩定與方便。然而水能載舟、亦能覆舟，雖達成相當好的頸椎穩定，但術後頸椎的活動多少會受到部分的影響。

頸椎後位的內固定從波蘭裔外科醫師Berthold Ernest Hadra在一八九一年首度發表以來，已經有既蓬勃又成熟的發展。Hadra醫師一開始利用脊突間的纜線綑綁進行椎間的固定與融合；到現在，神經脊椎外科已經發展出不同的骨釘置入技術。

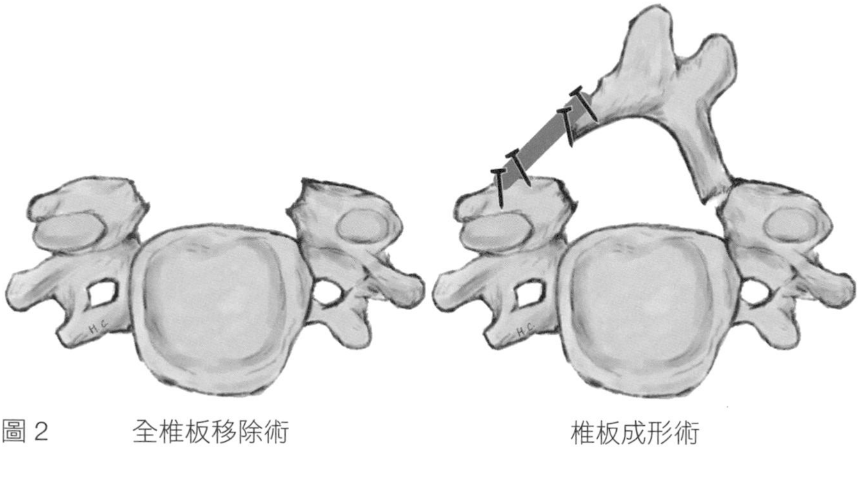


圖2　全椎板移除術　椎板成形術

在第一、二節以下的頸椎，最常使用的內固定方式是在頸椎的側塊（也稱側片）置入骨釘，側塊是頸椎後側的小關節特化出來的骨頭結構，易於置入骨釘且安全性高，術後的骨融合率也高。

椎板切除加上內固定術，有些時候是無可避免的首選治療方式，常見的狀況是：

- 高位頸椎不穩定或高位頸椎神經壓迫：

高位通常是指第一、二節頸椎，如常見的頸椎鬆脫、高位頸椎外傷骨折等，由於此處的固定較難以前位手術進行，故多數高位頸椎不穩定會須藉由後位的骨釘置入，來進行內固定。（如圖3）

最早於一九一〇年由Mixter與Osgood兩位外科醫師第一次在期刊發表高位頸椎融合技術，後續發展出不同的骨融合方式，包括纜線綑綁、椎板間固定夾等等。而今高位頸

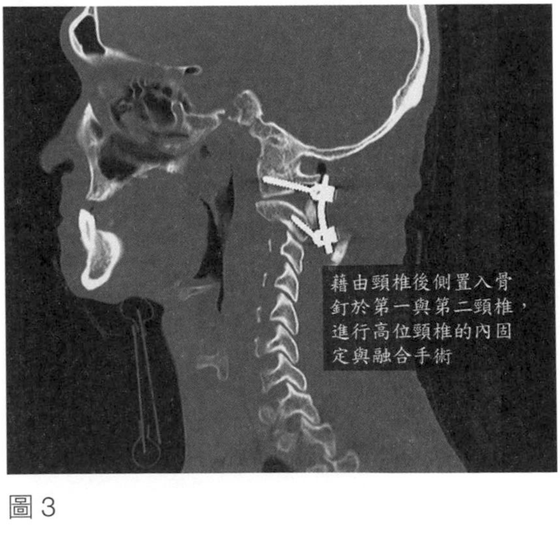
藉由頸椎後側置入骨
釘於第一與第二頸椎，
進行高位頸椎的內固
定與融合手術
圖3

椎的骨釘置入技術已經標準化且廣泛被應用，常用方式包括：第一頸椎的側塊骨釘置入、第二頸椎的椎根骨釘、椎板骨釘或椎弓骨釘等。這項手術目前多由神經外科醫師執行，是相當成熟的手術方式。

- 頸椎嚴重側彎變形：

頸椎弧度需進行手術矯正，這需要藉由置入骨釘與大範圍的減壓，才能重新排列頸椎弧度與曲度，達到較好的矯正效果。

- 頸椎外傷骨折：

當骨折涉及了脊椎的椎體（頸椎前側）與椎板（頸椎後側）時，這類的不穩定需視情況進行後位內固定或是前後位混合固定手術。

- 頸椎脊髓內外腫瘤：

由於後位手術傷口大、暴露範圍也較大，加上處理此類腫瘤需由右側切開脊髓，因此多數此類腫瘤由後側做大範圍的減壓來處理。然而腫瘤的狀況變化多端，詳細的手術策略皆須針對個別狀況作個別化的設計。

相關文章
**頸椎變形**
上冊第二章第四篇第98頁

## 椎板成型手術

在移除椎板之後，藉由自身椎板進行重建，通常是將椎板再釘回脊椎，使脊椎中央孔道擴充，達到頸椎脊髓的減壓（如圖2）。

在全椎板切除後，頸椎的穩定度會大受影響，因此發展出這種術式。尤其是小兒患者，在成長中的頸椎若進行內固定，對後續的脊椎發展會有相當程度影響，因此日本學者 Hirabayashi 與 Satomi 在一九七七年發表了所謂「開門式椎板成型術」。

開門式椎板成型術將患者自身的椎板，以「日式推門」的方式固定回自己的頸椎。如此一來不但能擴充中央孔道，達到神經減壓，也能減少術後不穩定或變形的產生，同時保有部分的術後頸部活動度，算是兼顧且平衡的手術。

因為日本有較多患有後縱韌帶鈣化的族群，使此類椎板成型術七〇年代在日本有大量發展。

以當時的技術、術前檢查（如核磁共振在當時尚未普及，直到一九七七年核磁共振才開始在人體上進行掃描）與手術相關器械的發展，要以前位的手術處理後縱韌帶鈣化仍屬一大挑戰。

**部分椎板切除術或半椎板切除術**

將半側椎板與同側根部的脊突作切除，這種術式的減壓程度不及上述椎板切除或椎板成型術，通常用於範圍較小的神經壓迫，如單側椎間盤或腫瘤所造成的壓迫。

**椎板切開術**

是僅在椎板的部位進行部分的移除，大部分的椎板構造仍保留，這對頸椎脊髓所在的脊椎中央孔道沒有整體減壓。此類手術較少單獨使用，多使用於局部、單一、較小的神經壓迫。

## 結論

因為頸椎後側的構造相對單純，僅有頸部的肌肉與骨骼，加上經過七十年的發展，頸椎後位手術已經是一個成熟、傳統又安全的手術。但一如所有的手術，頸椎後位手術也有其優點與缺點；針對不同患者的疾病型態，手術的設計更需要個別化調整，一定要與您的神經外科醫師進行詳細討論，才能達到最優化的手術效益與風險管理。

**後位頸椎手術比較表**

| 頸椎後位手術方式 | 骨構造移除程度 | 脊髓減壓效果 | 術後椎間固定重建 | 術後頸椎活動度 |
|---|---|---|---|---|
| 椎板切開術 | + | + | − | + |
| 椎板成型術 | ++ | ++ | − | + |
| 部分椎板切除術 | ++ | ++ | +/− | +/− |
| 椎板移除術 | +++ | +++ | − | +（不穩定的風險） |
| 椎板移除術 + 內固定 | +++ | +++ | + | − |

# 前位與後位的頸椎手術

郭昭宏
臺北榮民總醫院神經外科　主治醫師
國立陽明交通大學醫學系外科　助理教授

當頸椎疾病比較複雜的情況下，神經外科醫師通常會建議要進行頸椎手術，病人對於頸椎手術最大的疑慮，常常是「要從前面開或是後面開？」醫師會依病況決定從前面或後面開刀，有時也合併前位與後位手術治療。

## 從前面開——前位脊椎手術

頸椎前位的手術方式主要適用於頸椎椎間盤切除，或是頸椎椎體切除手術；傷口會沿著脖子皮膚的皺褶，所以復原時傷口較不明顯。手術時，在顯微鏡輔助之下，沿著頸部重要器官及血管中的間隙，抵達頸椎前緣，再依病情需要做適當切除。

- 前位頸椎椎間盤切除手術：適用於頸椎的固定融合手術，或是頸椎的人工椎間盤置換手術，目的是切除退化的椎間盤與增生退化的骨頭，也就是俗稱的「骨刺」，使頸椎神經與神經根獲得減壓，再放入適當的植入物。
- 前位頸椎椎體切除手術：頸椎的病灶如果侵犯或是影響脊椎本體，像是外傷、腫瘤，或後縱韌帶的骨化增生，可以經由同樣的手術路徑，將大部分的錐體移除後再放入椎體取代物作固定。

## 從後面開——後位脊椎手術

頸椎後位手術是將椎弓及椎板的部分切除，再搭配內固定釘將頸椎維持在良好角度，有些手術方式是將椎弓及椎板的部分切除後保留在體內，進行椎板重建手術。兩者目的都是為了減少頸椎脊髓的壓迫：前者椎弓及椎板切除，讓神經徹底的減壓，並加上骨釘固定；後者則是有保留部分正常組織的優點。

## 前位與後位合併手術 應用於後縱韌帶骨化增生

原本支撐脊椎的後縱韌帶增生後，進而鈣化變硬，如同骨頭一樣的壓迫頸椎神經，這就是「後縱韌帶骨化增生」。這個疾病與地域性有關，好發於臺灣，日本，韓國及中國的東南沿海。治療方式為進行手術減壓，避免被壓迫的部位進一步惡化造成神經損傷。

有些患者會問醫生：「後縱韌帶骨化增生可以不手術嗎？」

答案是，後縱韌帶的骨化增生是造成脊髓損傷的原因之一，大多數病人都不知道自己有這樣的問題，往往在意識到疾病的嚴重度時，大多已經有臨床症狀了。

相關文章
**頸椎後縱韌帶鈣化**
上冊第二章第二篇第80頁

在急診常見的狀況是：病人因外傷來急診，或因手腳神經功能受損，才檢查到有後縱韌帶骨化的問題，但此時神經功能已經受損，復原的過程就漫長許多。

依臺灣健保資料庫統計顯示，有後縱韌帶骨化增生的病人，本身有脊髓損傷的風險比正常人高出許多；這類病人中，沒有接受過手術者又比有接受手術者有更高的脊髓損傷風險。

接下來病人就會繼續問：「後縱韌帶骨化增生為什麼不能只做前位手術？」

因為，以解剖構造來說，後縱韌帶位於頸椎神經的前方，是保護神經的構造，卻因為骨化增生變成壓迫的來源。從前位手術移除壓迫骨化的韌帶時，有較高的機會傷到頸椎神經，而且造成術中腦脊髓液（保護神經的組織液）滲漏的風險也大大提高，對於術後的傷口復原會有影響。

「那醫師，又是為什麼不能只做後位手術呢？」患者繼續問。

這是因為，後縱韌帶位於頸椎神經的前方，若從後位進行手術，間接性地去減除神經的壓迫，對於壓迫的減緩將頗為有限。許多醫學文獻顯示，後縱韌帶骨化的範圍可能會因為後位減壓固定後而不再有改變；但是因為這是間接性解除神經的壓迫，術後是否有臨床上的進步？則需要再評估。

最後病人的疑問就會是：「合併前位與後位的手術，感覺是個很大的刀，怎麼進行呢？」

神經外科醫師會先進行後位手術，使被壓迫頸椎神經能得到大範圍的減壓，再藉由骨釘固定頸椎在適當的生理角度，同時階段性的進行前位手術，將骨化增生的韌帶移除。因為有後位的減壓，使前位手術在移除骨化的韌帶時，腦脊髓液滲漏這類術後的相關風險將會較低。

所以合併前位與後位的手術，除了可以移除壓迫，也可以增加手術的安全性。

相關文章

**頸椎間盤切除融合術**
上冊第四章第二篇第226頁

**頸椎前位椎體切除手術概述和手術適應症**
上冊第四章第四篇第243頁

# 神經再生手術、神經生長因子（aFGF）人體試驗及其他實驗模型

**柯金柱**
臺北榮民總醫院神經外科　主治醫師
國立陽明交通大學醫學系外科　講師

神經系統是人體中最為複雜的結構，至今醫師科學家們仍未能全盤解密神經網絡之間的溝通方式。

目前我們只知道神經組織極其嬌貴脆弱，尤其是中樞神經（包含腦和脊髓）。因為這些組織聚集大量神經細胞本體，一旦損傷便很難完全恢復，常常會留下嚴重後遺

症。至於其他周邊神經，雖然原則上具有自行修復能力，實際上常常因為結痂組織的生成，或神經連續性中斷等因素，阻礙了神經功能的復元。

臺北榮總神經外科在鄭宏志教授帶領下，對於中樞與周邊神經修復及協助病患神經功能性的恢復，站在全然不同的全新立足點。

鄭教授於西元一九九六年在美國科學促進會出版、全球科學界三大期刊之一的《科學》發表研究成果後，人類有關脊髓損傷及修復的發展便邁入了新的里程碑；這不但刺激了全世界神經科學家的興趣，繼而帶動這方面的研究，直到今日。

現在我們已經理解，神經再生的重建之道可分為四方面：

第一方面：神經元未死，但介於腦與脊髓之間的神經路徑中斷；

第二方面：在神經元細胞死亡之前；

第三方面：在神經元細胞死亡之後；

第四方面：復健與功能可塑性的增進。

## 神經修復再生不只手術而已

臨床上，醫師為了釐清神經損傷的程度，會幫患者安排影像方面檢查（如：放射線攝影、電腦斷層檢查、磁振造影檢查等）與神經電生理方面的檢查（如：肌電圖神經傳導、感覺誘發電位、運動誘發電位等）。

詳細了解神經損傷的病因與損傷程度，對於預後有重要影響，同時引導整個醫療團隊的治療方向。

對於脊椎骨折而導致神經壓迫患者，治療首重減壓。必須先除去任何壓迫神經的病灶，讓神經恢復喘息，才有機會復元。

對於刀傷等橫斷傷害而導致神經連續性中斷的患者，其神經修復手術則需取用自體身上其他較不重要的神經（通常是小腿上的腓腸神經）來當架接橋樑，以顯微手術移植到中斷受損的神經，來重建神經路徑的連續性。

神經修復的關鍵還不只有上述的物理性質上的問題，神經本身的品質以及神經周圍的微觀環境，也是決定恢復程度的重要因子。

譬如，老年人的神經品質比小孩子的再生能力差，經歷重大創傷的神經損傷必然合併厲害的發炎反應而造成二次傷害，以及結痂、神經損傷時間太久使末稍肌肉及感覺受器失去功能……等，都可能降低整體神經修復的成效。

所以，神經修復並不是只有手術而已。對於損傷機制的理解、發炎反應的控制、促進神經生長藥物的給予、減少併發症的衍生以及及早開始復健療程的重要性都不亞於手術治療。

## 神經生長因子 (aFGF) 人體試驗

鄭宏志教授從九〇年代開始鑽研神經修復議題，而且直攻脊髓損傷的神經修復這個最困難的領域。

他以神經生長因子（aFGF，酸性纖維母細胞生長因子）這個人體本身就少量存有的生長因子為主題，以胸椎脊髓損傷的大白鼠為動物模型進行實驗，施以神經移植手術配合 aFGF 藥物施打之後，發現被截斷胸椎脊髓的大白鼠仍能恢復部份後肢功能。

這個成功的實驗也就是前述，於一九九六年發表於《科學》的論文。當時這個論文引起全球醫學界高度關注，眾多學者開始挑戰神經修復這個不可能的任務。

接著，鄭教授於臺北榮總神經外科成立神經修復團隊，進一步將實驗模式用在獼猴等靈長類動物上，也單獨使用 aFGF 於大白鼠受傷後的脊髓內，這些實驗都能看到 aFGF 促進神經功能恢復的正向反應。

隨著包括臺北榮總神經修復團隊在內，全球醫學界一系列國際科學論文的發表，aFGF 對神經修復的療效得到國際間學者的認可，北榮神經修復團隊也開始進入脊髓損傷患者人體試驗的階段。

北榮神經修復團隊在二〇〇三年第一期人體試驗的結案成果中，順利證明 aFGF 的安全性；二〇一一年第二期人體試驗結案報告也成功證明在小規模數量的脊髓損傷患者中進行神經修復手術，並同時加入 aFGF 藥物施打的策略，確實有助於神經功能的恢復。

到了二〇二一年，第三期人體試驗仍在進行中。以聯合多個醫學中心收納更大規模的患者數量，並更嚴謹的試驗內容，以期更明確驗證 aFGF 的療效。

然而，第三期人體試驗增加了對照組來對比 aFGF 的療效，使這個任務顯得困難重重。

因為脊髓損傷不僅嚴重影響患者自身的健康，更深深影響了家庭與社會的經濟，使患者對於神經修復的成效有著迫切的需求。加上本期收案條件更加嚴謹，導致病例數累積不易，種種現實困境都使第三期試驗曠日費時。

有閒語者批評這一系列試驗不夠科學、患者進步不夠多沒有意義……等等，實則可能沒有深入理解現實的處境，也不夠了解脊髓損傷這個疾病，而只能當個鍵盤高手。

其實，aFGF 應用於周邊神經的修復手術早已證明效果顯著，只不過中樞神經的實驗設計本就有其極限，實在不應抹滅其功效，而酸言酸語打擊做事者的用心。

## 神經再生研究的其他實驗模型

除了臺北榮總神經修復團隊外，國際上也有多個團隊正在進行神經再生研究。研究大致可分成下面兩類範疇：

❶ 細胞治療方面：使用的標的有自體幹細胞移植（主要來骨髓、脂肪間質細胞）、

自體鼻腔頂部的嗅神經細胞移植、自體周邊神經移植等。

❷ 類似 aFGF 的藥物使用：有白血球生長素（G-CSF）、NOGO-A 抗體等。

這些神經再生研究多數仍在第一、二期人體試驗階段，只有少數進到第三期；效果亦尚未有定論。

也就是說，在中樞神經的修復研究上，至今仍沒有一顆能夠立即治好患者的藥，不能過度理想化期望治療效果。只能說，應該掌握既有的資料、確立方向來進行下一步研究，而不能妄想一步登天。

相關文章
**頸椎脊髓損傷**
上冊第二章第五篇第104頁

# 第五章

# 醫病建議

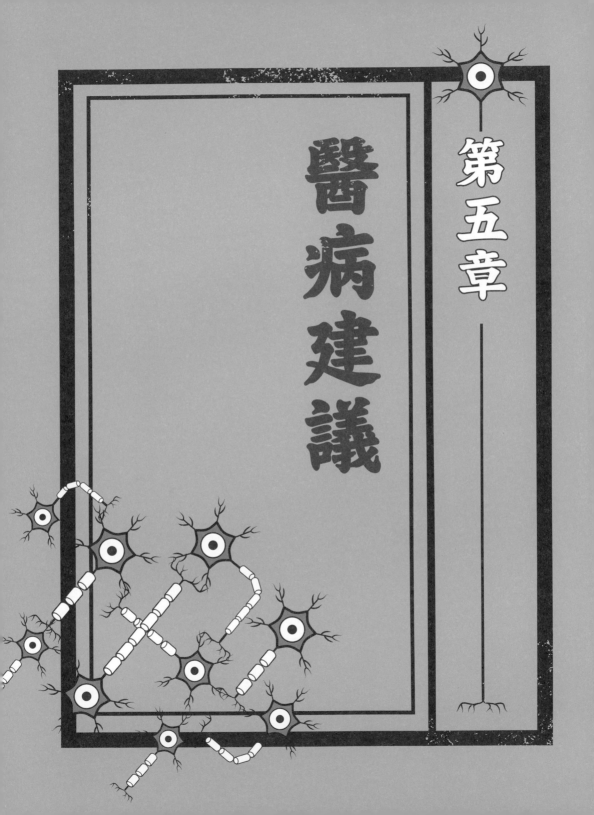

# 怡樂適加速康復流程

**鄧惟濃**
臺北榮民總醫院麻醉部 主治醫師

手術是經由破壞達到重建的過程，麻醉則讓人可以在安全舒適的情況下接受手術。簡單來說，麻醉是讓病人在手術中達到不痛、失憶、不動的狀態。

麻醉科學相對年輕，但發展卻非常快速。西元前四千年，人們就知道用鴉片類藥物來止痛；不過手術環境在一八四六年第一個用乙醚來全身麻醉的病例之後，才真正達到理想。

最近這一百多年來，麻醉的方式有非常多進展。相較於一開始使用副作用大又安全性低的單一藥物乙醚來達到全身麻醉效果，現代麻醉基於人體和藥物知識的進展，強調的是多重模式以及加速術後康復，以多重藥物進行麻醉，可以積極備戰、優化治療、提升主動康復的效果。

怡樂適加速康復流程就是運用經實證醫學驗證過的治療方法，來提供高品質的圍術期照顧。

這個流程在多團隊照顧下，大幅提升安全性及術後恢復品質，而麻醉醫師在這之中負責圍術期照顧，包括手術前評估，為安全把關；手術中照顧，維持恆定；以及手術後止痛，促進恢復速度，在整個康復流程中扮演重要角色。

## 手術前評估 積極備戰

一旦病患決定要開刀，首先要進行的是手術前的麻醉評估，以制定麻醉及術後止痛計畫，積極備戰。

以脊椎手術而言，隨著年紀漸長，常合併心血管、糖尿病等慢性疾病，又常見因為疼痛、缺乏運動或肌力不足等核心力量不足問題，而使術後復健困難。麻醉醫師在術前評估時，會篩選出高危險群，依照病人狀況制定麻醉計畫；也會在評估時，與病人溝通哪些藥物需要停、哪些不用；還有告訴病人術後可能面臨的問題，並制定術後止痛計畫。

目前較常用的麻醉風險分類標準是採用「美國麻醉醫師學會」建議的分類等級。風險最輕微的第一級是指沒有任何全身性疾病之病患；風險第二級至第四級是指因外科或其他疾病而導致有全身性影響者，如：高血壓、糖尿病、肥胖或心臟衰竭等，且隨著影響的程度，因手術發生併發症之比例也隨之提高。一般而言，每增加一個風險等級，則發生併發症的機率即增加十倍；而生命垂危、二十四小時內可能死亡之患者，則是麻醉風險最高的第五級。

手術前病人需要將身體狀況調整到最佳狀態，即使有風險等級較高的慢性疾病，如果能夠積極控制，也能降低風險。

手術前評估時要告知醫師事項有：

‧全身性疾病：包括心血管疾病、中風、糖尿病、免疫疾病、肝腎功能受損、氣喘、癌症……等。

‧服用藥物：包括心血管用藥、糖尿病用藥、止痛藥、賀爾蒙藥物、中藥、違禁藥品、營養食品……等。

- 過敏病史：服用藥物、食物過敏，或家族是否有惡性高熱體質。
- 抽菸、喝酒、嚼檳榔。
- 手術或住院病史，以及手術種類或住院原因。
- 前次麻醉經驗：是否有噁心、嘔吐、延遲甦醒、過敏等不良反應。

常規的手術前檢查包括抽血檢查、心電圖與胸部放射線檢查等。高風險者會加做進階心肺功能檢查，例如：心臟超音波、肺功能檢查等。呼吸道評估也是重要的一環，因為全身麻醉需置放氣管內管，如果醫師評估有困難插管風險，會制定插管計畫。

手術前持續服用常規使用的藥物，可以維持身體狀況恆定，平常吃的藥要不要吃，應該聽從醫師指示，不應自行停用。

一般高血壓用藥不需停用，一直到手術當天都可以服用。

抗凝血用藥需視種類決定停用天數，例如：阿斯匹靈建議停用三至五天，保栓通建議停用七至十天，但近期裝置心臟支架者除外。另外，可邁丁錠需視凝血功能而決定停藥時機。

因此，心血管方面的用藥，每一個人的停藥時機皆不相同，都請仔細詢問醫師。

至於糖尿病口服藥則隨著手術禁食而停用，例如：手術前一晚十二點後禁食的病患，糖尿病用藥也是十二點後隨即停用。停藥後，醫師會依照血糖值給予胰島素針劑治療；原本使用胰島素針劑的病患，進食後即不需施打原本劑量，同樣的，醫師將依照血糖值重新決定劑量。

類固醇、甲狀腺、抗癲癇藥物、精神科藥物等，建議手術當天仍持續服用。其餘藥物，請詢問醫師。

因為全身麻醉容易引起嘔吐反射，如果嗆入食物，會引起吸入性肺炎，因此成人手術前，傳統上需要禁食八小時以上。禁食時，任何食物、水、飲料、牛奶等皆不可。但如果手術當天需要服用藥物的話，可以配少量清水服用，建議三十毫升以下為宜。

兩歲以下兒童以及怡樂適手術禁食時間會與一般成人不同，請依醫師指示進行。

## 手術中照顧 優化治療

麻醉醫師是開刀房裡的內科醫師，負責控制生理恆定。

全身麻醉的流程像乘坐飛機一樣，麻醉誘導像是起飛，途中會遭遇大大小小亂流，麻醉醫師帶領病人平穩度過；麻醉甦醒像降落，直到平安滑行、病人甦醒，開刀房的工作才完成。

手術前麻醉人員將為病患裝上心電圖、血氧濃度及血壓偵測器，隨即進入麻醉誘導時期。

如果病患是接受全身麻醉，醫師將給予百分之百的氧氣，並會請病患做幾次深呼吸之後，從點滴給予止痛藥及鎮定藥物，讓病患睡著，並置放氣管內管，以保護呼吸道，之後再給予吸入性或靜脈性麻醉藥，麻醉藥種類視手術種類而定。

如果病患是接受頸椎手術，或頸部活動、張口能力不佳、評估為困難插管之病患，麻醉醫師可能會使用內視鏡插管方式來置放氣管內管，也就是在請病患做深呼吸之後，利用軟式光纖鏡，經由鼻腔或口腔，確認氣管位置後，放入氣管內管，這時候病患會有異物感，且有短暫咳嗽和噁心的感覺，等醫師確認氣管內管置放位置正確，或確認手腳活動正常後，隨即會給予鎮定藥物，來讓病患睡著，多數病患術後對置放氣管內管皆無記憶。

麻醉中基本的生理監測包括：心電圖、血壓、血氧、呼吸等。傳統上麻醉醫師會依照經驗調整麻醉藥物用量，來幫助病人度過手術中的亂流，例如：姿勢改變、畫刀、出血等等，麻醉醫師需理解開刀流程，與外科醫師密切配合。

現在拜醫學科技之賜，除了基本生理監測外，多了許多監測系統，例如：腦波監測、腦部血氧監測、進階血液動力學監測、疼痛指數監測、肌肉鬆弛監測，讓醫師更能掌握病人狀況。過去必須仰賴經驗來調整的細節，能數據化、科學化，以保持手術中腦部、血流、體溫等的恆定，這些細節可減少術後認知功能障礙，讓術後傷口長得好、減少感染，跟很快出院有極大相關。

至於手術中需要哪些進階生理監測？須視個人身體狀況，與麻醉醫師討論。

傷口縫合完畢後，手術即結束，此時進入甦醒期。一般在手術即將結束時，醫師將停止給予麻醉藥物，甦醒時間依個人代謝藥物時間快慢，或配合手術狀況需要而定，由數分鐘至數小時不等。體溫、肝腎功能、年齡大小以及體型體重，都會影響藥物代謝的快慢。

另一影響病人甦醒快慢的原因之一，為肌肉鬆弛劑的代謝速度。傳統上肌肉鬆弛劑自然代謝需數十分鐘至數小時之久，現在有新型拮抗劑 Sugammadex，可以在五分鐘之內代謝，減少手術後肺炎、呼吸衰竭併發症的產生，可與麻醉醫師討論使用之必要。

## 手術後止痛 主動康復

傷口疼痛是所有病患擔心的問題。手術後疼痛常以疼痛指數來做評估，零分是完全不痛，十分是極度疼痛，而疼痛控制的目標是控制在疼痛指數輕度的二到三分，讓病人能夠早期復健。

畢竟脊椎手術影響到骨頭、肌肉以及神經，術後不管是釘子的刺激、小關節的退化、還是脊直肌無力，都可能造成持續的下背痛而影響復健。脊椎手術，特別是腰椎手術的術後疼痛屬於中強度，因此多建議以鴉片類止痛藥為基底，再加上其他止痛方式來輔助，稱為多模式止痛。

如果以傳統上使用單一鴉片類藥物的話，例如嗎啡、酚坦尼等，此藥作用在中樞神經，讓傳遞到腦中的疼痛感覺降低，止痛效果很好，但是副作用強，例如：噁心嘔吐、嗜睡、呼吸抑制、便秘、內分泌失調等。另外，腦袋被麻痺了以為不痛，但被手術的身體還是知道受了傷，還是有發炎反應，需靠其他止痛藥物來舒緩。

此外，因為麻醉藥物和鴉片類止痛藥都會抑制腸胃道蠕動，使得手術後噁心嘔吐的問題，成為阻礙病人早期復健的關鍵，因此術後的止痛計劃會以減少疼痛與噁心嘔吐雙重目標來制定。

止痛計畫的制定需因病人以及各醫院可提供之狀況而定，請與醫師討論。術後止痛可能的方法如下：

• 鴉片類止痛藥：建議以術後病患自控式止痛來給予，此為簡單操作，是可以讓病人自己控制的全身性點滴幫浦。

優點是當病患需要加強止痛的時候，例如需要起身活動、翻身、換藥、咳嗽等，可以自己按下止痛機器的附設按鈕，讓加強的止痛藥進入體內。如此一來，可以減少等待醫護人員開藥、給藥的時間（約三十分鐘），讓病患在短時間內（約一、兩分鐘）即可達到止痛效果。

長節腰椎手術建議以病患自控式止痛為基底，加上其他的止痛方式，來達到良好止痛效果。

- 神經阻斷：以長效型局部麻醉藥注射在傷口附近，可以減少發炎反應，減少疼痛，因為作用僅在傷口附近區域，較少全身性副作用，因此叫做區域麻醉。脊椎手術常用的神經阻斷有局部麻醉藥浸潤、脊直肌阻斷等，在超音波輔助之下，可以將局部麻醉精準送達組織中，成功率高、副作用少，可以減少一半以上的鴉片類止痛藥需求。
- 其他輔助止痛藥物：例如非類固醇類消炎止痛藥、選擇性 COX II 阻斷劑、加巴噴丁類等，也可以減少鴉片類止痛藥需求。
- 術後噁心嘔吐的預防，依風險可使用一至三種預防藥物。

# 脊髓損傷之醫療與心理支持

蔡昀岸
臺北榮民總醫院神經復健科 主治醫師

## 脊髓損傷可以痊癒嗎？

研究脊髓損傷的醫學稱為脊髓損傷醫學，在過去一個世紀有飛快的進步。回顧醫學史，直到第二次世界大戰以前，脊髓損傷在人類歷史上都還是一種不治之症。

第一次世界大戰時，一位美國醫官觀察到脊髓損傷的士兵通常只能生存兩週；當時脊髓損傷造成的死因主要為尿路感染及急性腎衰竭。

直到西元一九三〇年，美國泌尿科醫師 Foley 發明了尿管，脊髓損傷急性期的高死亡率才逐漸下降。

第二次世界大戰後，脊髓損傷中心的設立及間歇性導尿的實施，則讓大多數脊髓損傷的年輕人可以存活到老年。

一九九六年，現任臺北榮總神經外科主任、國立陽明交通大學教授鄭宏志醫師在《科學》期刊發表了第一篇成功修復脊椎動物脊髓損傷的方法，之後全球脊髓損傷再生的研究如雨後春筍般開始。到二〇二一年，仍有許多由動物實驗轉譯至人體試驗，甚至有第三期人體試驗在進行中。如果成功了，脊髓損傷將變成是可以痊癒的損傷！

## 脊髓損傷再生治療的人體試驗安全嗎？

中華民國政府對於人體試驗有非常完善良好的規範，任何再生試驗都得先在動物試驗證實安全、有效後，才能進行人體試驗，而且必須通過三期的人體試驗，才能向政府主管機關申請治療方式的使用許可。

人體試驗是在做些什麼呢？

第一期試驗目的在確認治療方式對人體沒有顯著傷害，第二期試驗確認此種治療的確有療效，第三期試驗則是要確認此種治療比目前現存的治療效果好。

因此，第三期試驗設計為：擁有對照組。

因為目前沒有已經證實有效的再生治療，對照組通常使用安慰劑。安慰劑和欲試驗的外型或使用方法沒有不同，讓醫師與受試者都無法分辨，以免因為心理作用影響結果，也就是雙盲測試。受試者會隨機地分配到實驗組或對照組。

神經再生治療屬於新醫療技術或新藥，必須報請各醫院的人體試驗委員會及衛福部食藥署，經過審核通過後才可以實施。試驗過程中有任何不良事件都必須提報給人體試驗委員會及食藥署；人體試驗委員會及食藥署也會定時或不定時監測試驗的進行。

在這樣的科學程序下，第一期的人體試驗要確認治療的安全性，此時應該不具有可預期的重大危險，或是有可預期的危險性但危險性不高。

第二期人體試驗要確認治療的效果，更確認治療對人體沒有重大危害。

第三期試驗則是在第二期證明有效下再擴大實施。因此，脊髓損傷再生治療的人體試驗可以說安全無虞。

## 脊髓損傷再生人體試驗的安慰劑組

參加脊髓損傷再生人體試驗者最常有的疑問莫過於：為什麼要有安慰劑組？如果我被安排在安慰劑組，不就浪費時間、還錯過治療？

由於目前脊髓損傷在全世界都還沒有被證實有效的再生治療，所有的再生療法都還在試驗階段，因此儘管還是不能確定其療效及風險，但能進入第三期的治療，在醫學界就已經被公認是最接近成功的療法。

以新冠肺炎疫苗來說明可能更容易理解。

新冠肺炎疫苗沒有經過第三期試驗時，只能經由政府緊急授權才可以合法使用，雖然可以立即用來對抗病毒的傳播，但是社會大眾就需要承受潛在的風險。

和新冠肺炎不同的是，在目前醫療水準下，脊髓損傷患者只要注意健康，幾乎都可以活到老年，因此政府不需要緊急授權開放通過第二期試驗的治療給所有脊髓損傷病人，讓病人承擔潛在而未知的風險。

我們鼓勵符合試驗標準的脊髓損傷者加入第三期試驗，讓試驗順利進行，進而確認該再生療法是否有效安全，但由於有一半的機率被分配在對照組，受試者可能會因而猶豫。

其實就算是加入對照組，也有不少好處：

第一，可以接受目前所知的最佳治療。第三期試驗是要確認試驗的療法是否比現今最佳療法有效，因此實驗組和對照組都會得到目前所知的最佳治療。

第二，可以幫助第三期人體試驗的進行，早日確認此項治療是否有明確再生效果。

第三，安慰劑不會有副作用。

第四，如果解盲後確認該治療有效，你會是最早知道的人之一。

## 如何判定脊髓損傷再生治療臨床試驗周全？

脊髓損傷再生治療臨床試驗的周全雖然需要專家來認定，但受試者可以由同意書內容來初步判定。

判定的步驟建議為：

第一，此種療法是否有經過動物試驗？如果同意書沒有記載，可以問解釋試驗的工作人員，或曾經治療你的復健科或神經外科醫師。

第二，是否影響復健治療？或是否有提供充分的復健治療？

第三，是否記載人體試驗在第幾期？

第四，若發生不良事件，試驗機關有沒有提供最佳的治療及合理的補償？

第五，若為第三期人體試驗，是否有對照組？對照組的分配是否雙盲隨機？

## 新聞報導的脊髓損傷修復治療可信嗎？

新聞媒體報導的治療不一定經過科學程序的驗證，有一些人會利用病人急於治療的心理，提供不合理收費的治療，而且極可能是無效的治療。

輕微脊髓損傷患者在急性期會因為處在脊髓休克期而表現出嚴重癱瘓，只需要好好休息就可以恢復良好；如果剛好在這段時間接受了某些治療，就會成為這些治療的廣告例證。

另外，有些脊髓損傷後的患者因為各種因素沒有好好進行復健治療，以至於沒有得到復健帶來的進步，如果此時接受了某項治療後，增加復健的動機，使復健治療效果開始出現而產生進步，也會變成這項治療成功的例子。

因此，經過科學程序驗證的治療，才可以避免以上誤判療效的情形。

需要認清的是，目前尚未有經過科學程序驗證確定能修復人類的脊髓損傷、或人類脊髓損傷後能達到神經再生的治療。

## 目前脊髓損傷的治療有哪些？

目前尚未有經過科學驗證的脊髓損傷神經再生治療，但以下治療可以幫助脊髓損傷患者恢復到最好的程度。許多人因此恢復行動能力、日常生活功能，也可以復學就業，甚至找到人生新方向。

- 手術治療：目前的共識是，受傷後如果發現脊髓有挫傷或受到壓迫，應該在二十四小時內儘快對脊髓做減壓手術；若脊椎不穩定還要做脊椎固定手術。減壓手術可以減少受傷後水腫的壓力，避免造成存活神經的二次傷害。脊椎不穩定會增加病人臥床時間，也會延後復健治療的開始。簡而言之，手術治療的目的在於脊髓神經減壓以減少二次傷害、脊椎固定以早日進行復健治療。

- 復健治療：脊髓損傷後肌力會降低，可以藉由肌肉主動收縮來幫助恢復；癱瘓造成某項功能喪失，則需要訓練還可以動的肌肉來代償這項功能。另外，肌肉的主動收縮還可以讓神經組織產生神經生長因子，幫助神經的自我修復。因此，脊髓損傷的復健主流是高強度主動復健及活動訓練治療。至於復健治療的具體內容應該為何，因為各醫院儀器不同，復健活動或治療方法也會不同，但主要內容不乏是主動運動及學習新技能。
- 藥物治療：主要是控制張力與神經痛，將其對復健治療及日常生活的影響降到最低。此外，可能也需要藥物治療來減輕脊髓損傷併發症對日常生活與健康的影響。

## 脊髓損傷併發症的治療與預防

脊髓損傷的併發症與損傷位置、嚴重性有關。常見的有：姿態性低血壓、神經性膀胱、神經性腸道、褥瘡或壓瘡、代謝症候群、體溫調節異常、自主神經異常反射、深部靜脈栓塞、異位性骨化症、性功能異常等。

其中代謝症候群除了會增加心血管疾病風險，還可能是糖尿病的前兆。一旦發生糖尿病，神經系統將更容易退化，就更不容易再生了。

復健科醫師對於脊髓損傷後的生理及併發症最為熟稔，因此不需要為了併發症去看各種專科，只要在復健科追蹤治療即可。

## 我想參加人體試驗 該怎麼開始？

如果想參加在臺灣的新藥或新儀器人體試驗，可以上財團法人醫藥品查驗中心設置的臺灣藥物臨床試驗資訊網：https://www1.cde.org.tw/ct_taiwan/archive1.html

相關文章

**頸椎脊髓損傷**

上冊第二章第五篇第104頁

在關鍵字搜尋輸入「脊髓損傷」，就可以找到目前正在招募受試者的各項試驗。

如果你有能力到美國參與人體試驗，則可以到 Spinal Cord Injury Trials 的網站查詢：https://scitrials.org/

依照指示輸入資料，便能找到適合的人體試驗。也可以請復健科醫師協助你。

## 我的家人剛發生脊髓損傷 我該如何支持他？

脊髓損傷的巨大衝擊對於你的家人還有你，都是前所未見、無與倫比，一開始的不知所措是很正常的。無論多麼慌亂，都要記住——家人的陪伴與傾聽，是患者最重要也是最好的支持。

如果脊髓損傷造成了嚴重的後果，醫師通常會先告訴你而不是受傷的家人本人。所以你不只需要時間處理心理衝擊，還要面對是否要告知傷者？如何告知傷者的種種壓力。

身為家屬，最重要的就是在傷者遭受重大傷害，還沒有力量應付周遭事物時，幫忙解決被耽擱的日常事務，並協助醫療程序順利進行，同時陪伴、傾聽安慰傷者的傷痛。

## 既然脊髓損傷不會痊癒，何需復健治療？

的確是這樣。截至目前為止，嚴重的脊髓損傷，尤其是完全性的損傷，雖然有進步的機會，但要完全恢復，幾乎是不可能。

儘管如此，復健還是可以讓脊髓損傷者的神經功能有最大進步，並讓留存及恢復的功能發揮到最好。運動本身可以幫助神經再生，活動可以讓病人的生活自理能力及參與社會活動動機增加。

一開始的復健對所有脊髓損傷病人都是挑戰。除了要適應新的身體狀況、學會新的運動及活動技巧，還得克服脊髓損傷帶來如：大小便無法控制、神經痛、姿態性低血壓、張力異常的併發症；高位損傷者還會有體溫調節異常、自主神經反射異常等。

但是這些都有應對的措施或處理的方法，降低併發症對健康的影響、生活的不便。而復健團隊的主要角色就是教會脊髓損傷者熟悉新的身體結構、新的且會變化的生理功能、懂得預測及處理身體與生理變化，早日恢復健康。

## 復健能治療脊髓損傷者的心理問題嗎？

脊髓損傷後要面臨身體機能、生活功能改變，就學就業立即受到影響，人生規劃也跟著翻轉，心理上的連續衝擊不只在醫院，也會在回歸家庭社會時發生，而且現實的碰撞將會比在醫院更為直接。

復健團隊以綿密的陪伴、傾聽、回答來幫助脊髓損傷者了解自身的生理與心理變化，訓練活動能力幫助傷友建立信心，再安排循序漸進外出參與活動，幫助脊髓損傷者重建回歸社會的心理準備。

同時，脊髓損傷者在醫院接受復健治療時，彼此也會自然地建立關係，成為彼此的復健團隊，一同逐漸適應新的身體與生理、做好面對未來的心理準備。

## 脊髓損傷者應該知道預後嗎？

所有脊髓損傷者終究都會知道自己在目前的醫療水準下，永遠無法復原。你可能會因為擔心受傷的家人知道預後難過傷心，甚至放棄希望、放棄治療，而選擇隱瞞，並要求復健團隊比照辦理。

但是，隱瞞造成的風險往往超過適時告知；過度期待會造成認清事實後的過度失望，甚至更加絕望。

過度期待不只造成不努力復健或認為復健不切實際而錯過治療黃金期，還可能往不切實際的目標做許多努力，浪費時間與金錢。因此，適時讓受傷的家人了解自己的預後，才是愛他的作為。

## 脊髓損傷患者痛苦無人了解？

一般人無法想像，也無法模擬癱瘓的痛苦，因此說話與行為有時會讓脊髓損傷者感到不受尊重或不被了解。即使是臨床經驗豐富的復健團隊也有可能會發生。

在希望自己被理解體諒時，應該先確認別人的不體貼是來自沒有癱瘓過的經驗，還是源自恥笑或歧視。脊髓損傷患者可以及時說出自己的感受、詢問別人的用意，才能避免累積心中的不愉快。

## 脊髓損傷後的經濟如何是好？

大部分脊髓損傷者在復健治療後都可以重新學會生活自理的能力，進而學會新的工作能力；學會生活自理能力後，家人就可以重返工作。

因此，在醫院積極復健是解決經濟困境最重要的關鍵。而復健期間可以尋求醫院社工協助，了解並取得社會福利資源。最重要的是要相信自己一定可以度過難關！

【結論】

# 如何尋找最適合的脊椎手術醫師？

**吳昭慶 教授**
臺北榮民總醫院神經醫學中心兒童神經外科 主任
國立陽明交通大學 教授
Journal of Neurosurgery: Spine 編輯 Co-Chair

絕大多數的病人一生只會接受一次脊椎手術，如果可以，大家都會希望自己最好不要被開刀。

問題是從事脊椎手術以及相關治療的醫師很多，有骨科醫師、神經外科醫師，還有各式各類近似於手術的脊椎治療，包括電燒、熱凝雷射、復健超音波打針等等，各類傳統媒體報章雜誌、新式電子媒體、社群媒體等等，充斥著各式各樣的廣告，還有一些以科學知識、甚至學術研究作為包裝，以報導醫學新知的方式呈現，還有些醫師的發言也帶有非中立的立場，在這個資訊爆炸新聞氾濫的時代，除了廣告之外還有很多資訊往往以置入性行銷的方式在推薦，甚至推銷手術。請問病人該如何選擇？

對於處在訊息相對不充足的病人而言，其實是弱勢方。尤其在這種資訊爆炸的時代，網路上的資訊唾手可得，但是其實過多的資訊反而無從過濾篩選，不對等的狀態下，確實非常難以做出正確的判斷選擇。

其實這種狀態不僅僅是發生在臺灣，世界各地皆然，美國的航空公司放在飛機上的旅遊購物雜誌，十多年前就有許多脊椎手術的廣告，因為人口老化、脊椎疾病普及，加上大家對生活品質的要求日益提高，腰痠背痛、肩頸痠痛根本是一個再常見不過的疾病，脊椎相關手術治療早已成為文明社會、高度經濟發展國家一種普遍的手術，基於文化的考量，亞洲國家還算是脊椎手術相對保守的地方。

臺灣特色的健保制度，提供世界少有的就醫便利，健保晶片卡讓病人到各處醫療院所都可以查到前一家醫院做過的影像檢查，常見病人帶著健保卡中的脊椎磁振造影逛過多家醫院，甚至隱瞞前一家醫院醫生給過的建議，一方面測試醫師的診斷功力、二方面拒絕承認自己疾病的嚴重度，比較看看哪一位醫生的講法比較有說服力，再考慮一下幾種自費材料的價格，有點像是在買某種高階精品，「反正貨比三家不吃虧嘛！」、「你們醫界自己不是也常常說要病人多聽聽第二意見嗎？」

醫生當然有責任必須提供病人相關知識、仔細說明手術的必要性，以及非手術治療的其他選項，還有手術相關的併發症、後遺症，以及可能達成的預期效果，除了給予病人相關知識的教導，最好還能夠擔任心理諮商輔導的角色，給予病人以及家屬病理生理上的治療之外，還有心理上的支持。

倘若遇到把脊椎手術當成一門生意的醫師，他就有可能過度誇大手術療效、對於相關併發症後遺症輕描淡寫，甚至吹噓自己開刀成功的經驗，但是以上這三種特質也可以被視為是：安撫病人情緒，教導病人接受治療，給病人及家屬信心，是不是脆弱的病人心靈有時候也需要這樣子的輔導支持呢？這中間其實是有很大的灰色地帶存在，沒有絕對的黑或白，所以醫界權威大老常常說行醫是一門藝術。如果像藝術一樣，就真的沒有任何量尺天秤、無量化數據，沒有絕對值，醫學確實沒有辦法用量化指標來評定其實際價值。

對於從事脊椎治療的醫師而言，脊椎神經手術本身已經非常的精密困難，中樞神經受損往往無法完全修復還原，任何手術之結果均無法百分之百完全預測，手術本身就已經非常的勞心勞力，腦力體力條件再好的醫師都不可能不眠不休的進行手術。在有限的精力下，你希望你的外科醫師全心全力把這臺刀開好；還是花費心力、發揮口才推銷手術呢？

現行臺灣健保制度下許多醫師門診車水馬龍、門庭若市，每位病人看診的時間也相當有限，建議大家看診時，清楚地描述自己的問題，仔細聆聽醫師的建議。請記得，很多醫師的良心建議未必是中聽的話，請理性接納採信。若本身性格容易緊張慌亂，建議請理性的家屬親友同行，看診前後建議做筆記，有利綜合思考判斷。

醫學猶如藝術，既然沒有絕對的標準可循，當然也無法給出明確的推薦指示，這邊只能提醒病人以及家屬，建議看病前先查找資料閱讀、先做功課。看診時，清楚扼要說明自己的病情，仔細聆聽醫師的問題與建議，根據事實回答嚴重程度。看診後，仔細思考醫師的建議，坦誠面對自己的需求，然後再做選擇，選擇後，也請誠意配合治療，並接受結果。

臺語說：主人福，醫生緣。

每位病人都想跟良醫結緣，就像人世間的任何情緣一樣，這種相互的選擇其實非常微妙，沒有絕對的準則，沒有保證圓滿的結局，但有最全心全意的過程，最令人感激回味的，往往是過程中，經歷的每一點滴。

既然我們有《龍骨強健手冊》，找醫生之前，不妨請您依照症狀、疾病、或手術，來搜查相關知識吧！祝福您，找到最適合的醫生，結最圓滿的緣。

# 特別感謝

「施再金基金會」長年資助神經相關疾病之研究、治療及照護，源於神經再生相關研究，廣至各種神經外科疾病手術治癒，鼓勵創新、照顧年輕學者，無微不至。

僅代表《龍骨強健手冊》編輯團隊，再次感謝「施再金基金會」出資出版，以及發想人施董事長 明仁，在舉世疫情蔓延期間，創此風雨名山之業。本手冊距離當年故董事長施再金先生首次發想付梓十多年後，得以重新大幅編修增進。這十多年間，神經科學相關領域突飛猛進，不論在知識、科技、醫療技術，都已有長遠的進步，所以這次新書的內容，不論深度、廣度都比先前有大幅的提升，特別加入縱向連結，使各橫向章節內容更趨完整實用，希望各界朋友讀者與我們一起在「神經修復研究」這條路上繼續支持，拋磚引玉，共同提升脊椎神經照護水準。

國家圖書館出版品預行編目(CIP)資料

龍骨強健手冊 /臺北榮總神經外科著. -- 初版. -- 新竹縣竹北市 : 方集出版社股份有限公司, 2023.02
冊； 公分.
ISBN 978-986-471-411-7（上冊：平裝）

1.CST: 神經外科 2.CST: 脊椎病

416.616 111020633

## 龍骨強健手冊 上

出 版 者：財團法人施再金公益衛生基金會
總 編 輯：吳昭慶
作　　者：臺北榮總神經外科
李居易、杜宗熹、吳慶蘭、柯金柱、張志漳、郭昭宏、
張軒侃、張鵬遠、郭懿萱、黃士峯、費立宇、葉美吟、
蔡昀岸、鄧惟濃（按姓氏筆畫排序）
編 輯 群：朱乙真、張文萍、黃雪珍
資訊總監：VIC SU
美術總監：吳大有
網　　址：https://wd.vghtpe.gov.tw/NS/Index.action

發 行 人：賴洋助
發 行 者：方集出版社股份有限公司
聯絡地址：100 臺北市中正區重慶南路二段 51 號 5 樓
公司地址：新竹縣竹北市台元一街 8 號 5 樓之 7
電　　話：(02) 2351-1607
傳　　真：(02) 2351-1549
網　　址：www.eculture.com.tw
E-mail：service@eculture.com.tw
主　　編：李欣芳
責任編輯：立欣
內頁排版：小萬
行銷業務：林宜葶
出版年月：2023 年 02 月初版
2023 年 07 月初版二刷
定　　價：280 元
ISBN：978-986-471-411-7

總 經 銷：聯合發行股份有限公司
地　　址：231 新北市新店區寶橋路 235 巷 6 弄 6 號 4F
電　　話：(02)2917-8022
傳　　真：(02)2915-6275